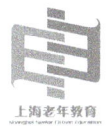

上海市老年教育普及教材

上海市学习型社会建设与终身教育促进委员会办公室

老年人的"万一"

健 康 篇

（二）

Laonianren de Wanyi

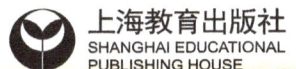

上海市老年教育普及教材编写委员会

顾　　问：袁　雯
主　　任：李骏修
副 主 任：俞恭庆　刘煜海　庄　俭　陈跃斌
委　　员：夏　瑛　符湘林　王莳骏　李学红
　　　　　沈　韬　曹　珺　吴　强　熊仿杰
　　　　　阮兴树　郭伯农　包南麟　朱明德
　　　　　李亦中　张主方

本书编写组

主　　编：谢　晶　　李昊伟
漫画设计：蔡春光　　沈筱旻　　谢　晶
　　　　　顾鼎夫　　毛明珠　　李壮壮
指　　导：杨秉辉

合作机构

上海飞果信息技术有限公司

丛书策划

朱岳桢　　杜道灿

前　言

　　根据上海市老年教育"十二五规划"提出的实施"个、十、百、千、万"发展计划中"编写100本老年教育教材，丰富老年学习资源，建设一批适合老年学习者需求的教材和课程"的要求，在上海市学习型社会建设与终身教育促进委员会办公室、上海市老年教育工作小组办公室和上海市教委终身教育处的指导下，由上海市老年教育教材研发中心会同有关老年教育单位和专家共同研发的"上海市老年教育普及教材"，共100本正式出版了。

　　此次出版"上海市老年教育普及教材"的宗旨是编写一批能体现上海水平的、具有一定规范性及示范性的老年教材；建设一批可供老年学校选用的教学资源；完成一批满足老年人不同层次需求的、适合老年人学习的、为老年人服务的快乐学习读本。

　　"上海市老年教育普及教材"的定位主要是面向街（镇）及以下老年学校，适当兼顾市、区老年大学的教学需求，力求普及与提高相结合，以普及为主；通用性与专门化相兼顾，以通用性为主。编写市级普及教材主要用于改善街镇、居村委老年学校缺少适宜教材的实际状况。

　　"上海市老年教育普及教材"在内容和体例上尽量根据老年人学习的特点进行编排，在知识内容融炼的前提下，强调基础、实用、前沿；语言简明扼要、通俗易懂，使老年学员看得懂、学得会、用得上。教材分为三个大类：做身心健康的老年人；做幸福和谐的老年人；做时尚能干的老年人。每个大类包含若干教材系列，如"老年人万一系列""中医与养生系列""孙辈亲子系列""老年人心灵手巧系列""老年人玩转信息技术系列"等。

"上海市老年教育普及教材"在表现形式上，充分利用现代信息技术和多媒体教学手段，倡导多元化教与学的方式，创新"纸质书、电子书、计算机网上课堂和无线终端移动课堂"四位一体的老年教育资源。在已经开通的"上海老年教育"App上，老年人可以免费下载所有教材的电子版，免费浏览所有多媒体课件；上海老年教育官方微信公众号"指尖上的老年学习"也已正式运营，并将在2015年年底推出"老年微学课堂"，届时我们的老年朋友可以在微信上"看书""听书""学课件"。

"上海市老年教育普及教材"编写工作还处于起步阶段，希望各级老年学校、老年学员和广大读者提出宝贵意见。

上海市老年教育普及教材编写委员会

2015年6月

编者的话

俗话说得好：不怕一万就怕万一。随着年龄日渐增长，老年朋友们在日常生活中难免会遇到形形色色的问题，比如突发疾病、意外受伤等很多意想不到又挑战心智的事，老年人经常会不知所措。尤其在健康方面，有慢性病的老人万一遇到突发情况，第一反应就是害怕紧张，万一遇到危及生命的事情更是慌到手脚发抖。怎样应对生活中的突发情况呢？掌握简单的小知识，让我们遇到突发情况时能沉着冷静地处理。

在针对老年朋友遇到突发情况编写的三本知识书《健康篇》《安全篇》《生活篇》出版之后，万教授再次出山，帮助老人用相关的基础知识武装自己、保护自己；让每个老人在突发事件的第一时间采取正确的应对方式保护自己。

万教授教老年朋友们掌握最简单的小知识，万一生活中遇到零零碎碎的麻烦都能自己简单解决和处理，减少子女和他人的压力。同时还可以帮助其他老人在生活中遇到突发情况时能够应急处理。

"万一"系列编写团队在教材编写过程中可能还有不足的地方，我们将继续学习并为老人们提供更好更实用的学习内容。

特此感谢杨秉辉教授对《健康篇（二）》编写的指导。

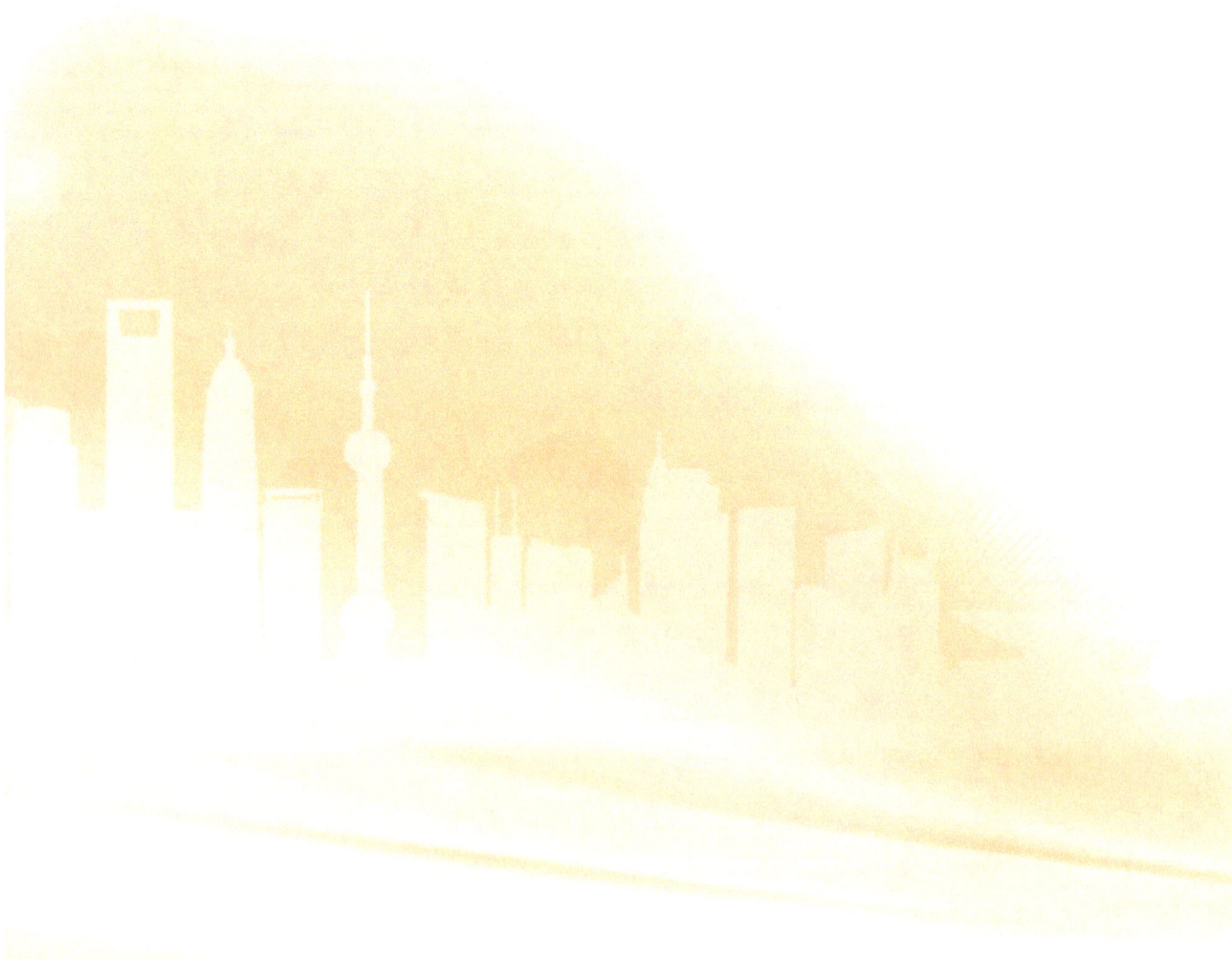

目 录

第一节　万一突发状况，小小医药箱帮大忙！　　　/1

第二节　万一突发心绞痛怎么办?　　　/7

第三节　万一突然胸痛怎么办?　　　/12

第四节　万一洗澡时突然晕倒怎么办?　　　/18

第五节　万一饭后腹泻怎么办?　　　/23

第六节　万一误吞洗碗用钢丝球的残渣怎么办?　　　/27

第七节　万一突然流鼻血怎么办?　　　/31

第八节　万一沙尘入眼怎么办?　　　/36

第九节　万一腿抽筋怎么办?　　　/41

第十节　万一皮肤干燥瘙痒，常冲澡有用吗?　　　/45

第十一节	万一经常失眠怎么办?	/51
第十二节	万一小虫入耳怎么办?	/57
第十三节	万一突然恶心、呕吐怎么办?	/62
第十四节	万一突然头痛怎么办?	/67
第十五节	万一脚踝扭伤怎么办?	/72
第十六节	万一突然牙痛怎么办?	/78
第十七节	万一食物中毒了怎么办?	/83
第十八节	万一落枕怎么办?	/89
第十九节	万一被刺、玻璃、铁钉刺伤怎么办?	/93

第一节
万一突发状况，小小医药箱帮大忙！

情景案例

年纪大了，别的不求，只求自己和家人平平安安，健健康康。俗话说：不怕一万就怕万一。为应对突发事件，我们需要做好哪些准备呢？

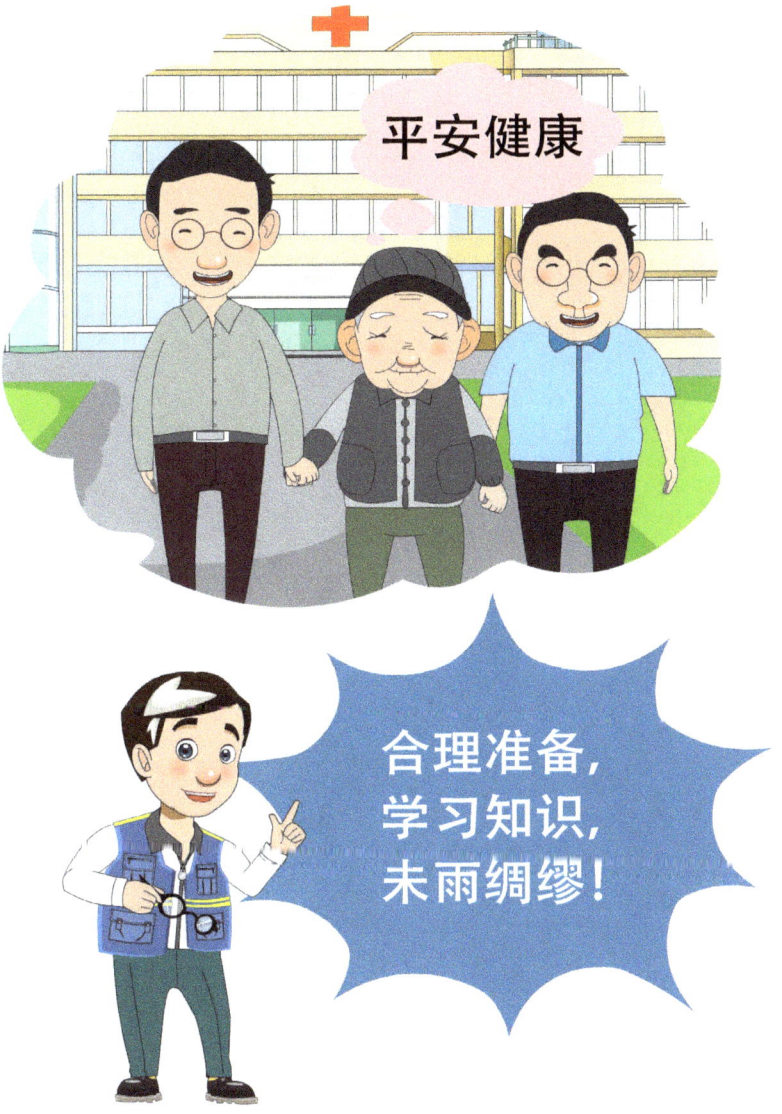

平安健康

合理准备，学习知识，未雨绸缪！

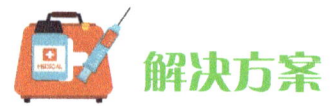
解决方案

① 准备家庭小药箱,根据家庭成员的身体状况购买、储备药品。一般情况下,我们要准备解热、止痛、止泻、消炎和助消化的药物,以及碘酒、红药水、烫伤膏、止痒清凉油和创可贴等。

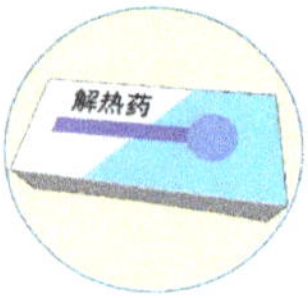

- 解热药
- 助消化药 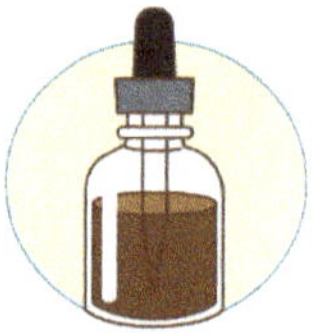
- 止痛药
- 碘酒 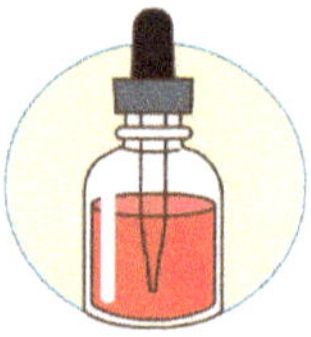
- 止泻药
- 红药水 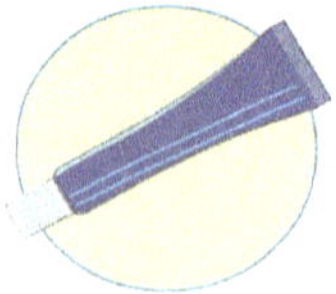
- 消炎药
- 烫伤膏
- 止痒清凉油 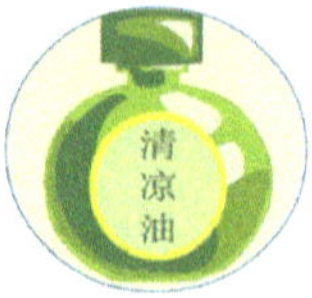
- 创可贴

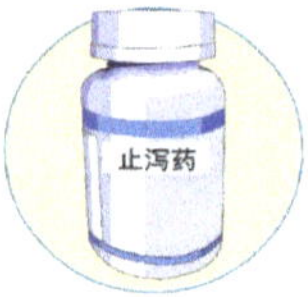

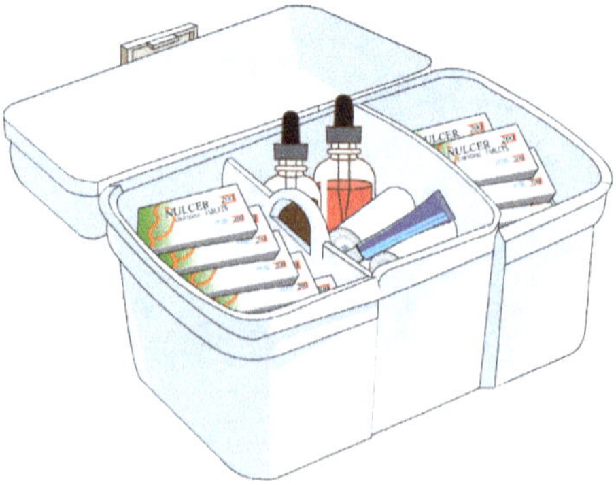

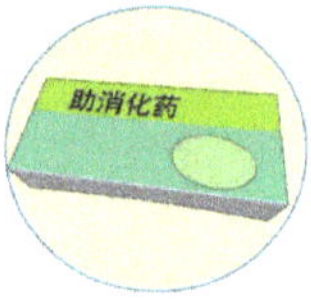

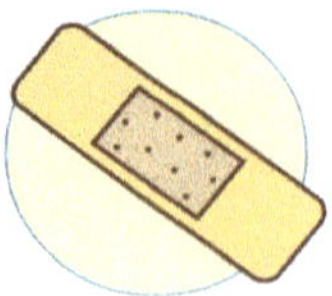

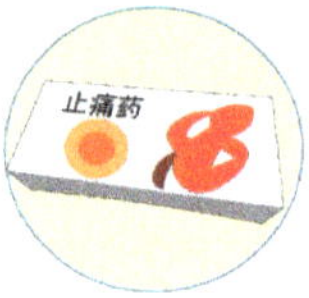

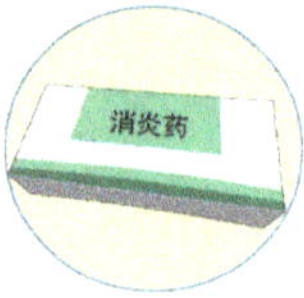

 如果家中有患有高血压、冠心病或糖尿病的老人，应该根据医嘱，在家里常备治疗这些疾病的药物，并准备好血压仪或血糖仪。

高血压、冠心病、糖尿病

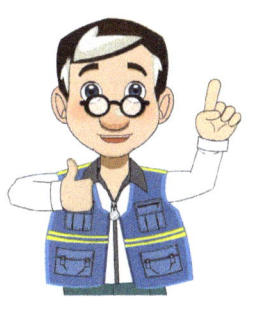

← 治疗药物

← 血压仪

← 血糖仪

3 除此之外，还应准备好体温计、医用剪刀和镊子、消过毒的纱布和棉棒以及一条一米左右的大三角巾，这些都是急救时常用的物品。

棉棒

大三角巾

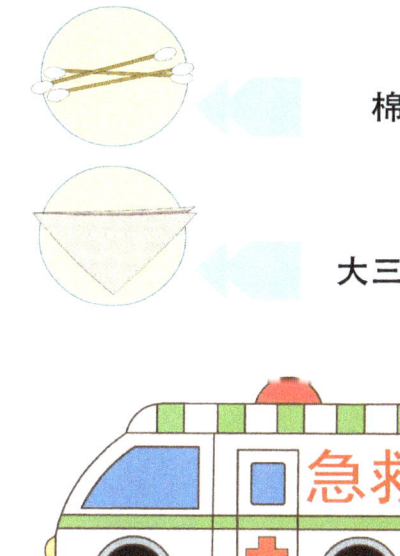

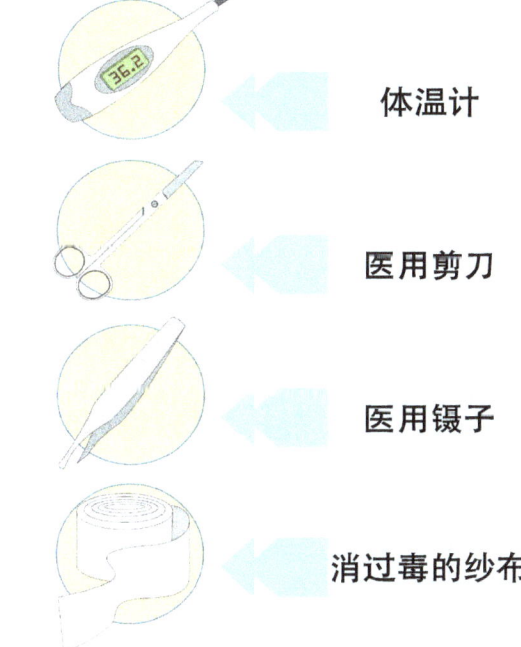

← 体温计

← 医用剪刀

← 医用镊子

← 消过毒的纱布

3

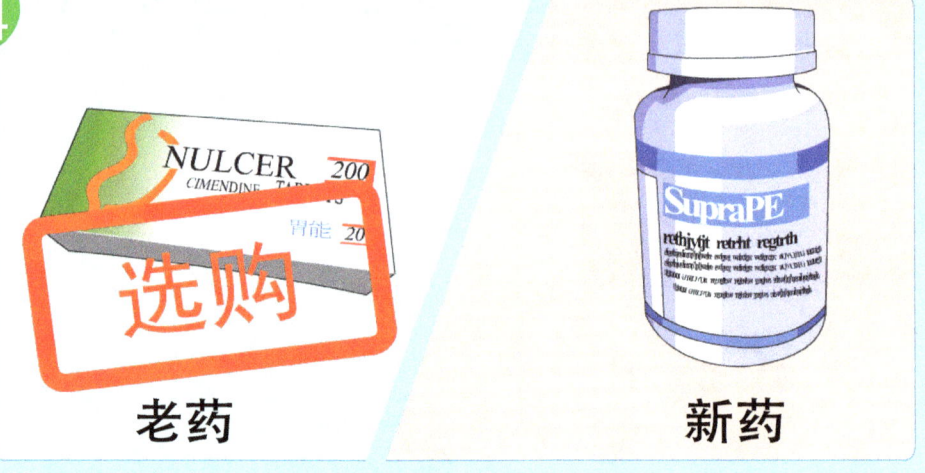

购买药物时，要选择副作用较少的老药。这一类药物的副作用一般在说明书中都有明确的说明，比较容易发现和预防。而新药上市时间短，有可能会出现一些意外的不良反应，因此不适合家庭备用。

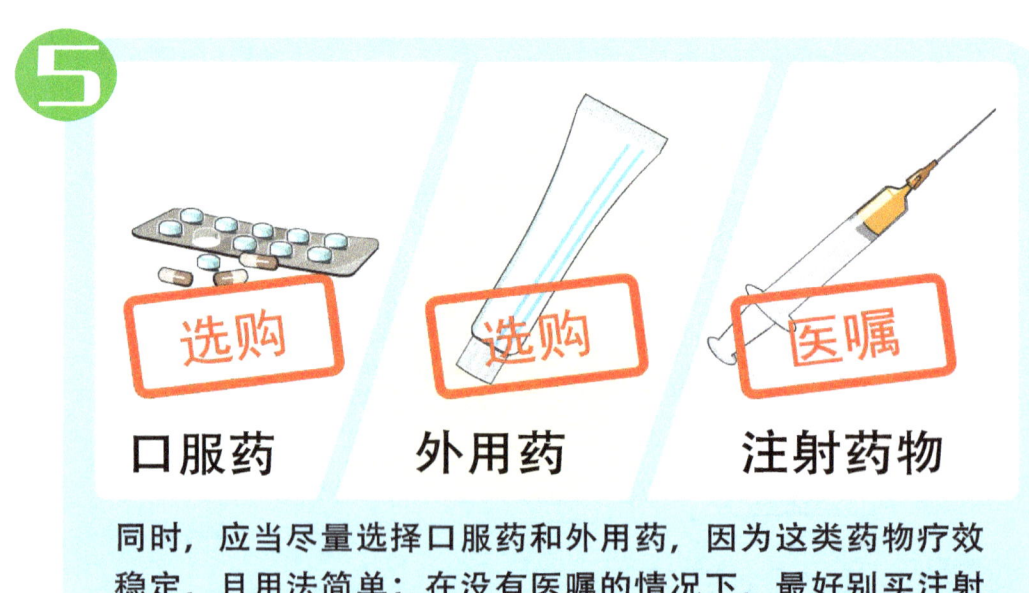

同时，应当尽量选择口服药和外用药，因为这类药物疗效稳定，且用法简单；在没有医嘱的情况下，最好别买注射药物。

小贴士

家庭小药箱中，除了个别需要长期服用的药品之外，其他药不需要备太多，一般够三五天的剂量即可，以免造成失效浪费。在对症买药的同时，还应该妥善保存药物。那么，我们该怎么储存家里的药物呢？

1. 家庭存放的药物最好分别装入棕色瓶内，将瓶盖拧紧，放在避光、干燥、阴凉的地方，以防变质失效。

2. 一些容易受温度影响的药物，应当放在冰箱的冷藏室内保存；而酒精、碘酒等外用药物，应注意密封保存。

3. 口服药和外用药要分开存放，以免拿错。

4. 注意药物的有效期和失效期。一般药品上均标注了有效期和失效期，超过有效期的药品不能使用，以免产生不良后果。

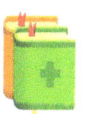

多知道点

还要注意药物的相互作用。两种以上药物同时服用，彼此可产生反应，有时可使其中一种药物降低药效或引起不良反应。如青霉素类和凹坏素族合用，其抗菌效力不及单独使用。土霉素等肠道杀菌药与整肠生同时服用，会使整肠生失效，因为整肠生是一种双歧杆菌制剂，可调节肠道菌丛失调。因此若要一次同服数种药物时，应经医生或药剂师指导，以免因药物的相互作用而失效。

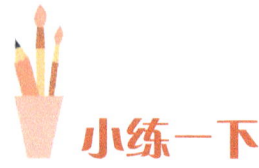

小练一下

选择题

准备家庭小药箱时,哪一种药最好别买?
A. 副作用少的老药
B. 外用药和口服药
C. 注射药物

正确答案:C. 注射药物。

判断题

家庭小药箱中,储备药就应该储备得越多越好?
A. 对的　　　　　　　　B. 不对

正确答案:B. 不对。家庭小药箱中,除了个别需要长期服用的药之外,其他药不需要备太多,一般够三五天的剂量即可,以免造成失效浪费。

第二节
万一突发心绞痛怎么办？

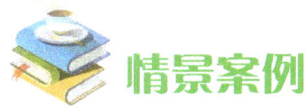
情景案例

张爷爷常年患有冠心病。昨天，他在家拖地时突然脸色发白，心绞痛，老伴张奶奶在一旁非常着急，这时候该怎么办呢？

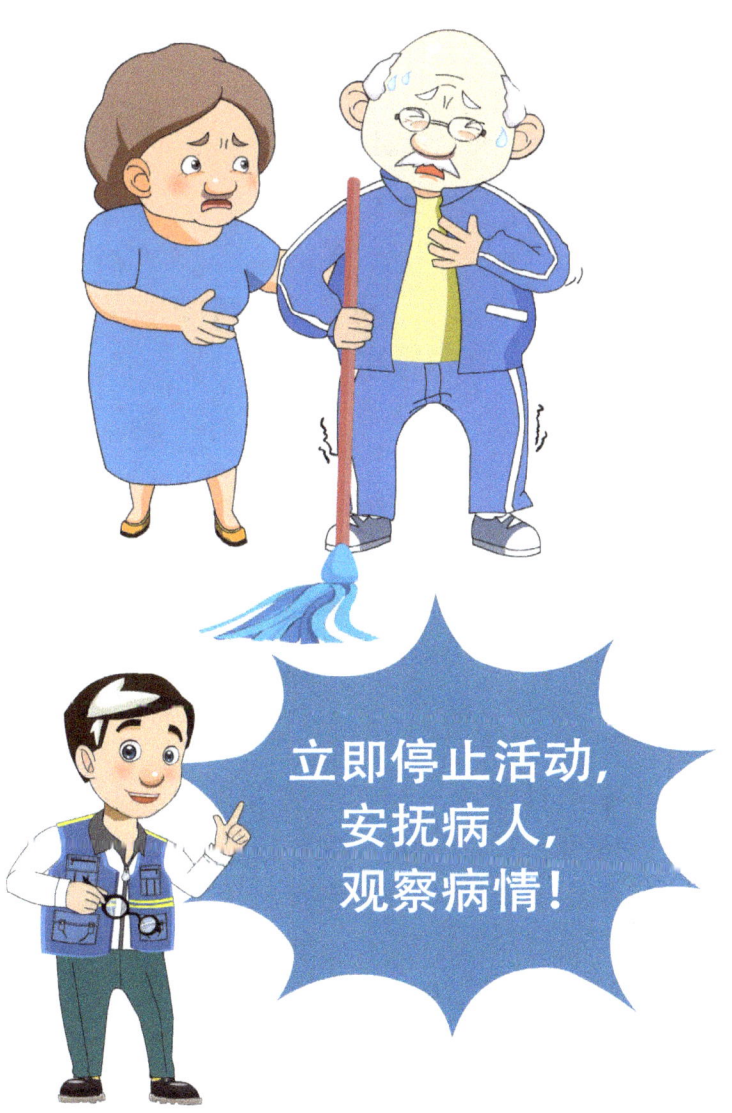

立即停止活动，安抚病人，观察病情！

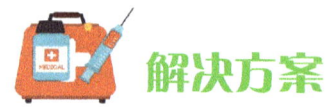 ## 解决方案

这时需要立刻采取以下五个步骤

❶

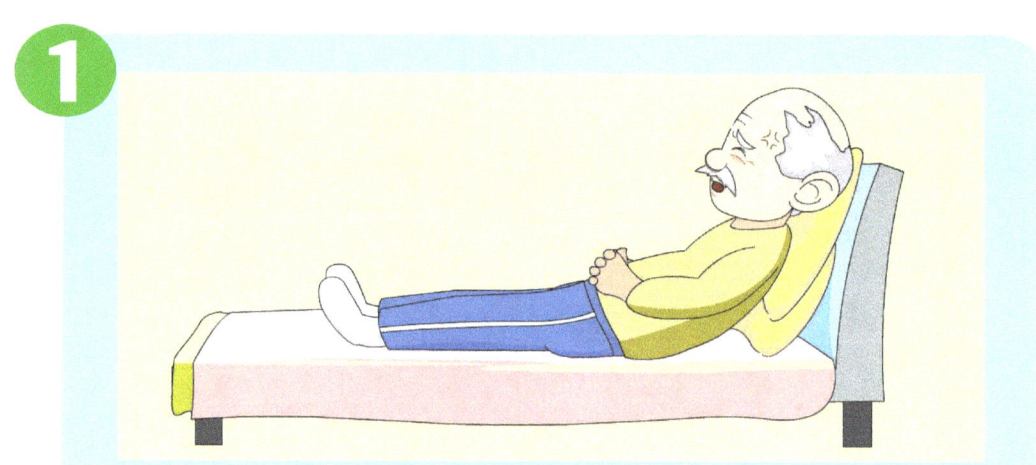

让病人立刻停止拖地，用自然姿势卧床或坐位休息，最好取半坐卧位，保持镇定。

❷

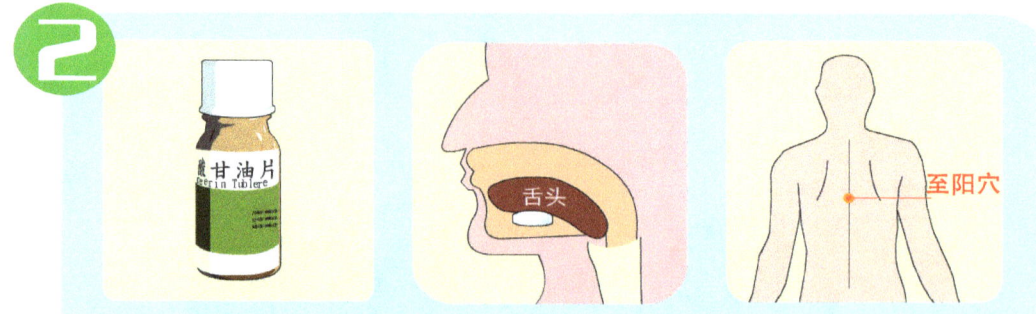

马上取出硝酸甘油片一片，让病人含在舌头下面。一般1~2分钟左右疼痛就可以缓解。这些药物的副作用有头昏、面红等，偶有血压下降，青光眼患者忌用。家属也可以给患者按摩至阳穴，至阳穴位于第七、第八胸椎棘突之间，轻至中度力量按摩3分钟左右，有一定效果。

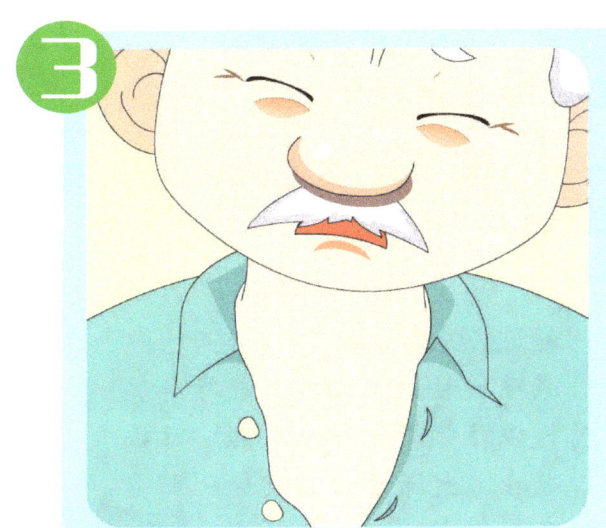

解开病人衣服领口的扣子，让他保持放松，呼吸通畅。

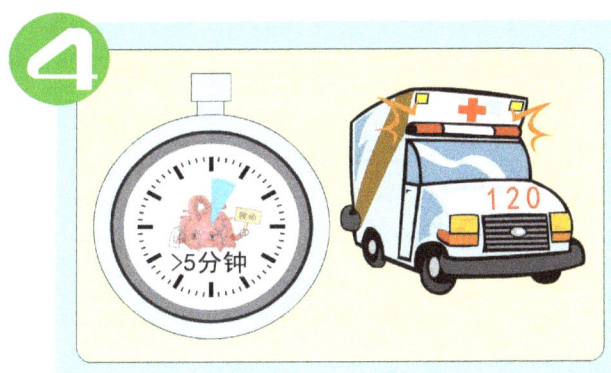

如果上述处理之后5分钟还没有缓解，则可能是突发心肌梗塞，这时应该立刻拨打120，将病人送往医院抢救。

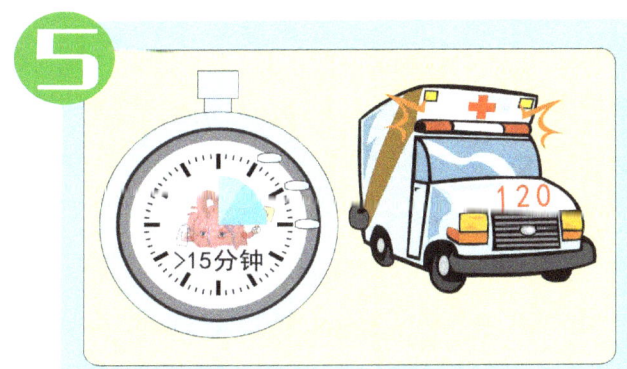

如果病人之前已经诊断为"慢性稳定型心绞痛"，则每隔5分钟舌下含服一片硝酸甘油片，15分钟后（含服硝酸甘油片三片），若仍未缓解，立即拨打120。

小贴士

时常会心绞痛的爷爷奶奶一定要注意每次病情发作的症状和诱发因素，防止心绞痛发展为心肌梗死。如果出现以下一种或多种情况，需要警惕是否患有心肌梗塞。

1. 心绞痛时间超过15分钟。
2. 休息后或含服硝酸甘油片仍然不能缓解。
3. 心绞痛发作较以往频繁，性质剧烈，疼痛时伴有恶心呕吐、大汗或心动过速、严重心律失常以及血压大幅度波动等。

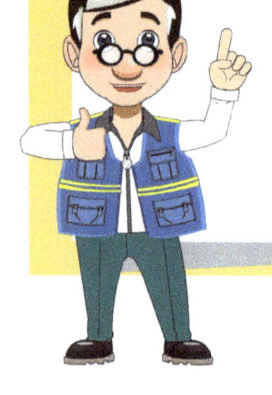

多知道点

1. 心绞痛与焦虑

心绞痛发作时患者常感到焦虑，而焦虑可进一步增强交感神经兴奋性，增加心肌需氧量，加重心绞痛。若焦虑得不到及时地调整和疏导，既加重病情和疼痛，又影响治疗效果。所以万一心绞痛发作，要学会保护自己，学会自我放松，缓解紧张情绪，转移注意力，同时心绞痛常发者应随身携带药物，多了解心绞痛的病因等相关知识。

2. 心绞痛的主要原因

（1）自身问题："三高"（高血压、高血脂、高血糖）、吸烟、年龄等原因引起的冠状动脉粥样硬化，从而引发心绞痛；

（2）外界原因：精神紧张、压力增加或天气变化、活动增加等，会引起冠状动脉供血相对不足，引发心绞痛；

（3）生活习惯：如运动少、营养过剩都会导致脂肪在血管中堆积，进而引起冠状动脉狭窄，导致心绞痛。

3．预防心绞痛

（1）适度锻炼，增强体质；

（2）改变不良生活习惯，不抽烟，不饮酒，合理搭配饮食；

（3）合理使用药物，将血压、血脂、血糖控制在正常范围。

小练一下

选择题

万一出现心绞痛，首先应该做什么？

A．立即停止活动，卧床或半坐卧床并舌下含服硝酸甘油片

B．忍痛自己去医院

C．大声呼救

正确答案：A．立即停止活动，卧床或半坐卧床并在舌下含服硝酸甘油片。切勿慌张继续活动，以免加重病情。

判断题

心绞痛时，应注意自我放松，缓解紧张情绪。

A．不对　　　　　　　　B．对的

正确答案：B．对的。紧张焦虑会加重心绞痛。

第三节
万一突然胸痛怎么办?

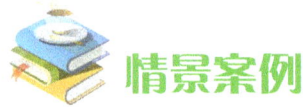
情景案例

早晨,正在阳台浇花的李大爷突然感到胸痛,他的女儿小李非常着急,现在该怎么办呢?

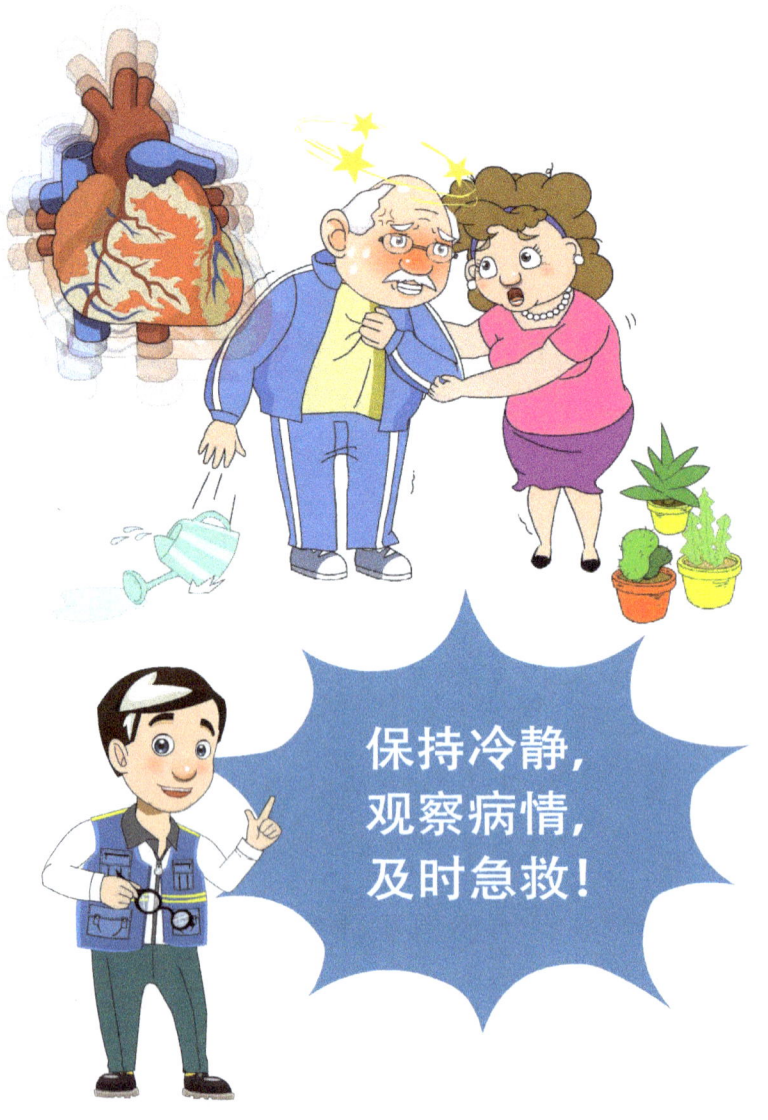

保持冷静,观察病情,及时急救!

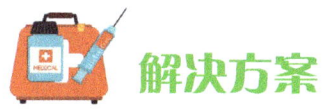 **解决方案**

情况 1

若同时出现以下情况,表明可能是心脏病发作,应立即拨打120急救:

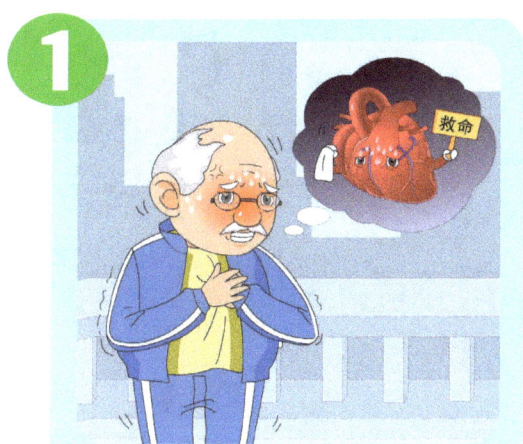

❶ 胸痛持续发作或反复出现,呈压榨样。

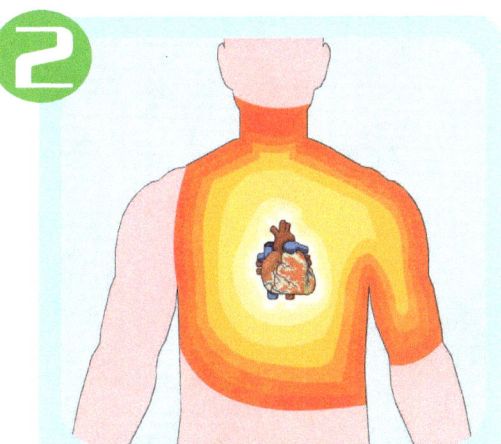

❷ 身体上端其他部位也出现疼痛或不适,如上臂、左肩、背部、颈下颌部或者胸骨下。

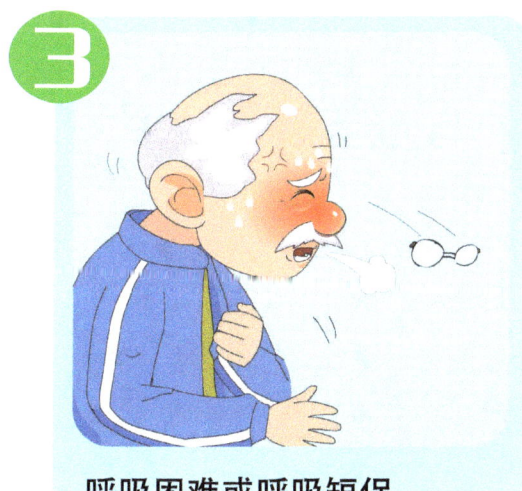

❸ 呼吸困难或呼吸短促。

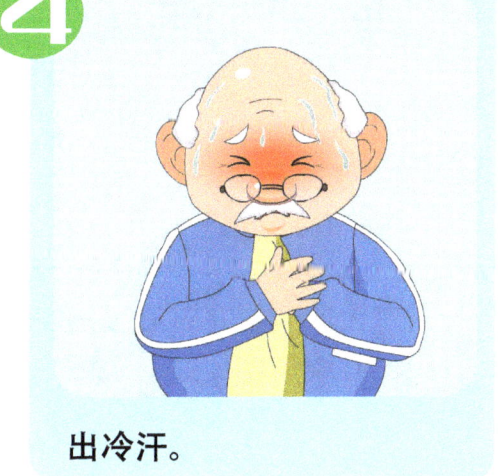

❹ 出冷汗。

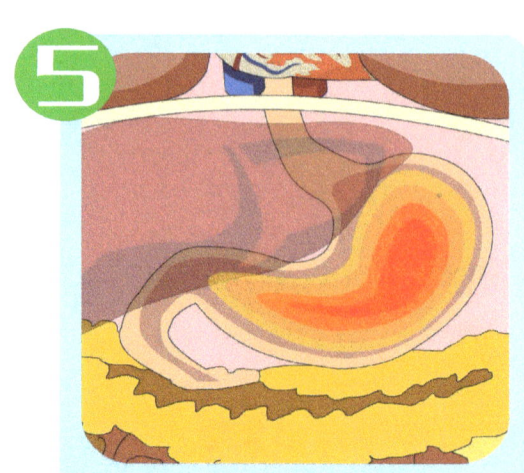
有胃灼热或恶心呕吐。

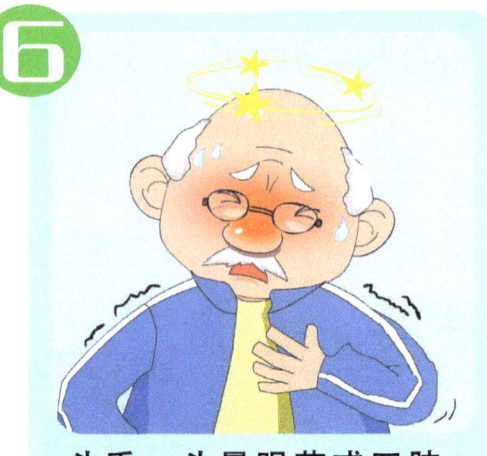
头昏、头晕眼花或四肢乏力。

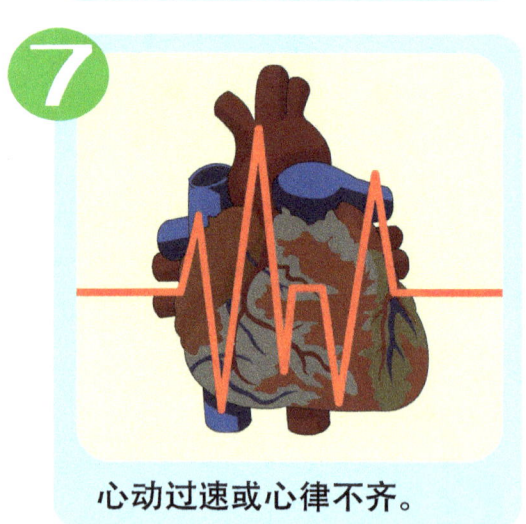
心动过速或心律不齐。

情况 2

若李大爷以前有过心绞痛发作，且此次病情类似，可按"万一突发心绞痛怎么办？"相关知识进行急救。

情况 3

若李大爷以往有胃食管反流病史：

❶

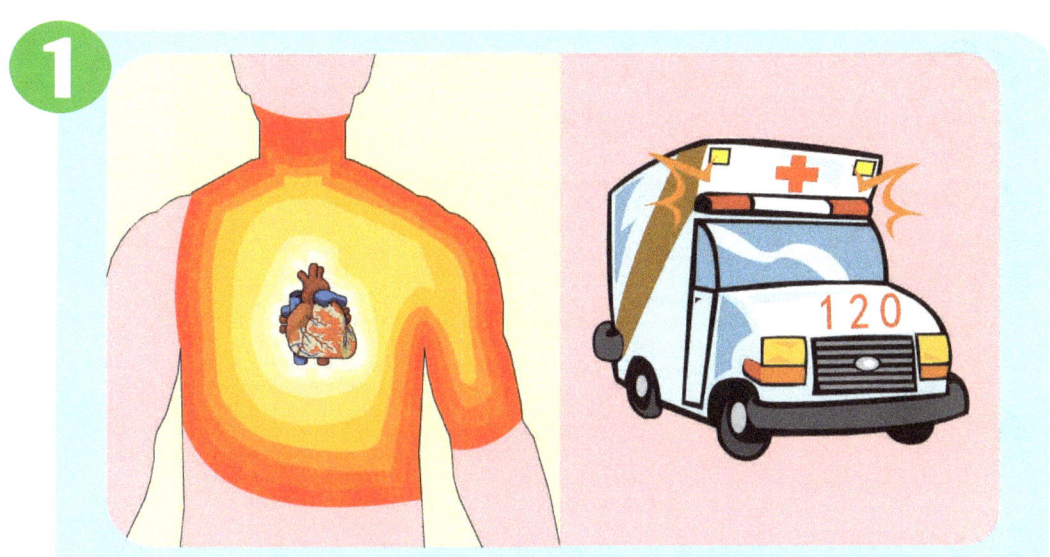

若出现了其他心脏病发作表现，如呼吸短促、上臂或下颌部疼痛，则应立刻拨打120急救。

❷

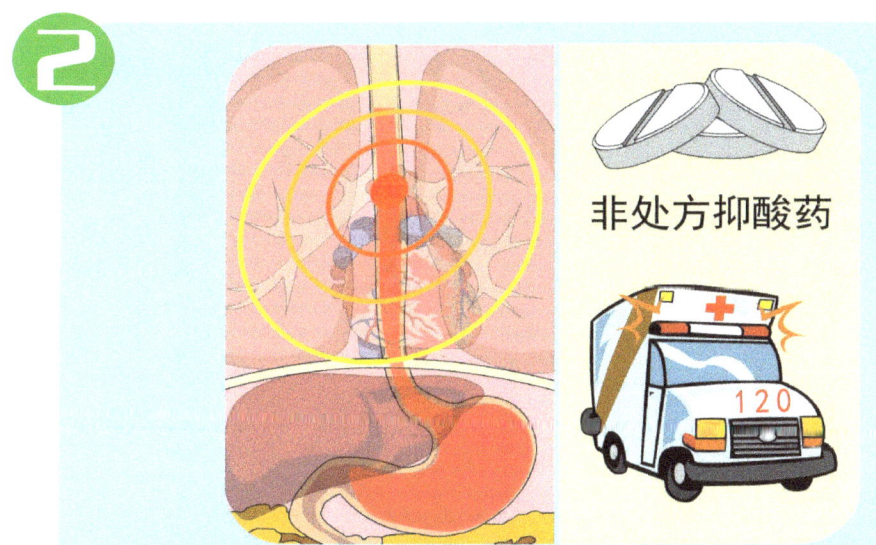

如果没有，可能为胃液反流引起的胸痛，可服用非处方抑酸药或者进一步前往医院就诊。

小贴士

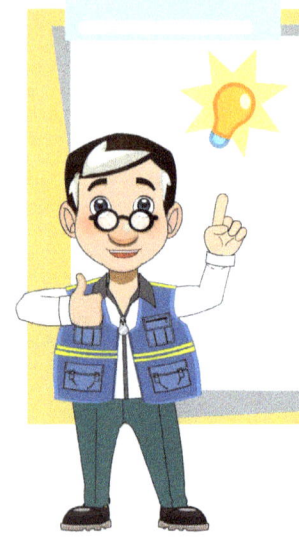

除非万不得已，尽量不要自己开车运送病人，急救人员可在赶到的第一时间进行最佳处理。

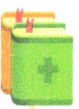 ## 多知道点

胸痛的原因多种多样，有非常严重的，如急性心肌梗塞、气胸、肺栓塞、主动脉夹层动脉瘤等，随时可危及生命；也有并不紧急的，如带状疱疹、肋间神经痛、心脏神经官能症、胃食管反流等，病人无性命之忧。但老年人的胸痛往往并不典型，而若没有相关经历，普通人也很难区分这些胸痛之间的差别，因此最安全的办法只有一个，那就是拨打120立即送往医院。

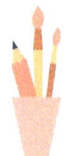 ## 小练一下

选择题

万一出现胸痛、呼吸困难、出冷汗、上臂和肩背部疼痛，首先应该

做什么？
A．立即含服一片硝酸甘油片
B．立刻拨打120急救
C．立刻扶着患者前往医院
D．躺到床上好好休息

正确答案：B．立刻拨打120急救。应立刻半卧位或坐位，等待120急救。

判断题

老年人突发剧烈胸痛，若无经验应立刻拨打120急救。
A．对的　　　　　　　　B．不对

正确答案：A．对的。胸痛病因多种多样，若无经验应立刻就医，以免耽误病情。

第四节
万一洗澡时突然晕倒怎么办？

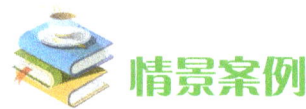 **情景案例**

晚上，张奶奶的儿子正在沙发上看报纸，忽然听到浴室里有响声。他进去一看，发现张奶奶晕倒在浴室里！张奶奶的儿子非常着急，不知道该怎么办。

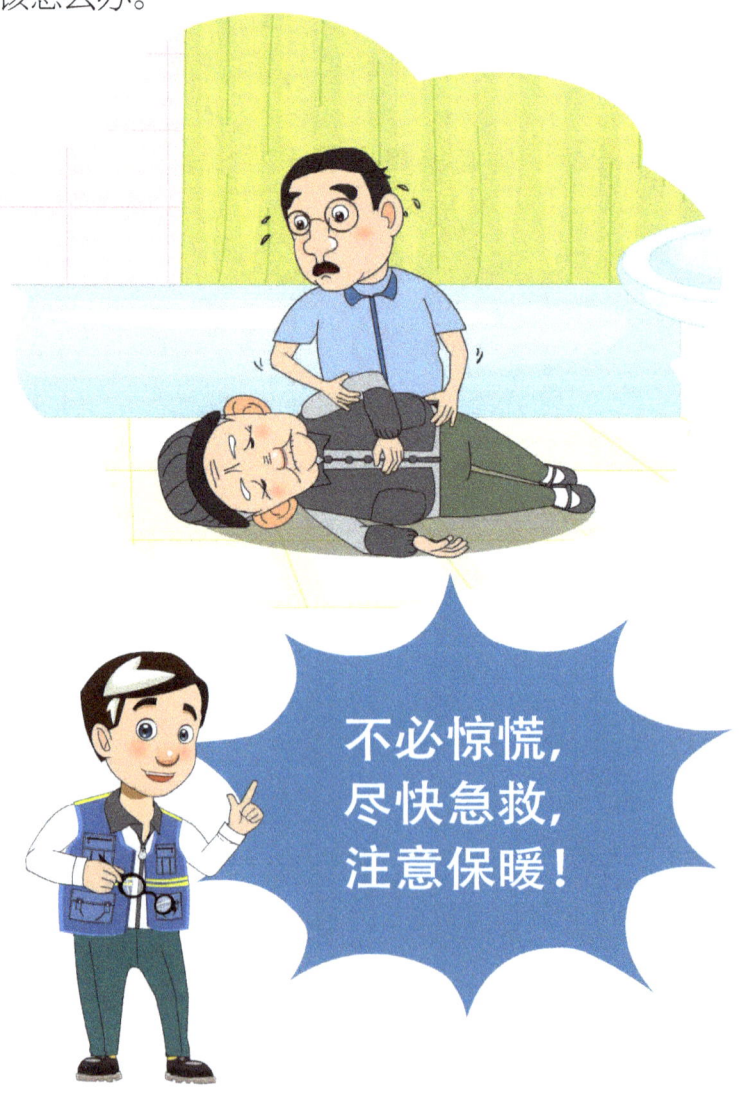

不必惊慌，尽快急救，注意保暖！

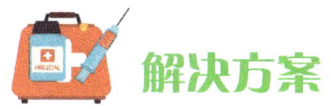 **解决方案**

1

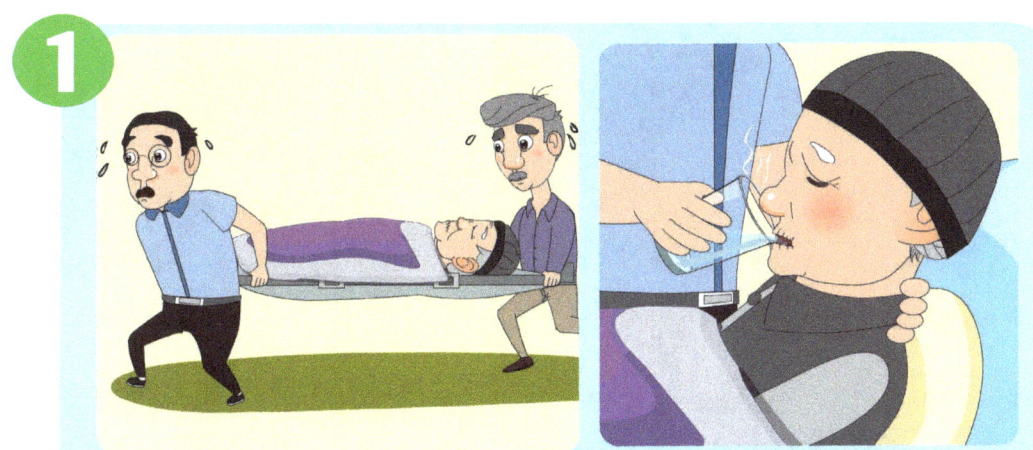

如果只是出现心慌、头晕、四肢乏力，可给张奶奶披上衣物或毛毯，立即叫人帮忙（如隔壁邻居），将病人抬出浴室躺下，并给张奶奶喝一杯热水，让她慢慢恢复。

2

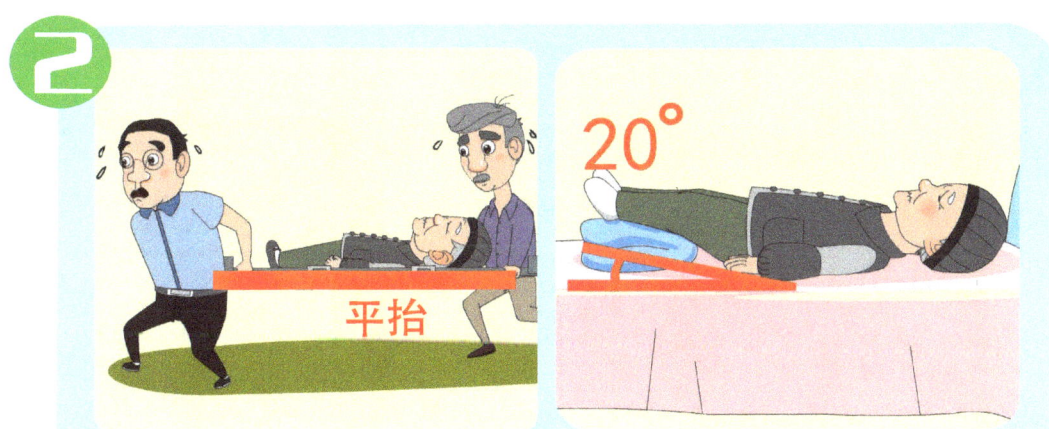

如果症状较严重，如呼叫张奶奶已经没有回答（失去知觉），应立刻将其平抬出浴室，脱离低氧环境，保持平躺，不要垫枕头，将衣服或被子放在病人的小腿下面，把腿部垫高离地面约20度，以增加大脑供血。待张奶奶意识慢慢清醒之后，可喂些热糖水。

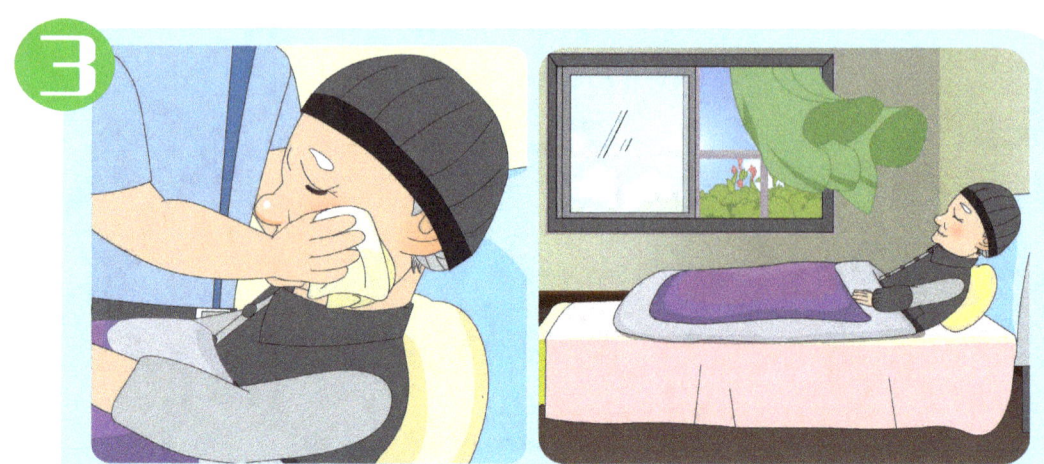

等张奶奶情况好转后,可以用冷毛巾帮她擦一擦身体,从脸擦到脚趾,然后穿上衣服,头向窗口,直到完全恢复。

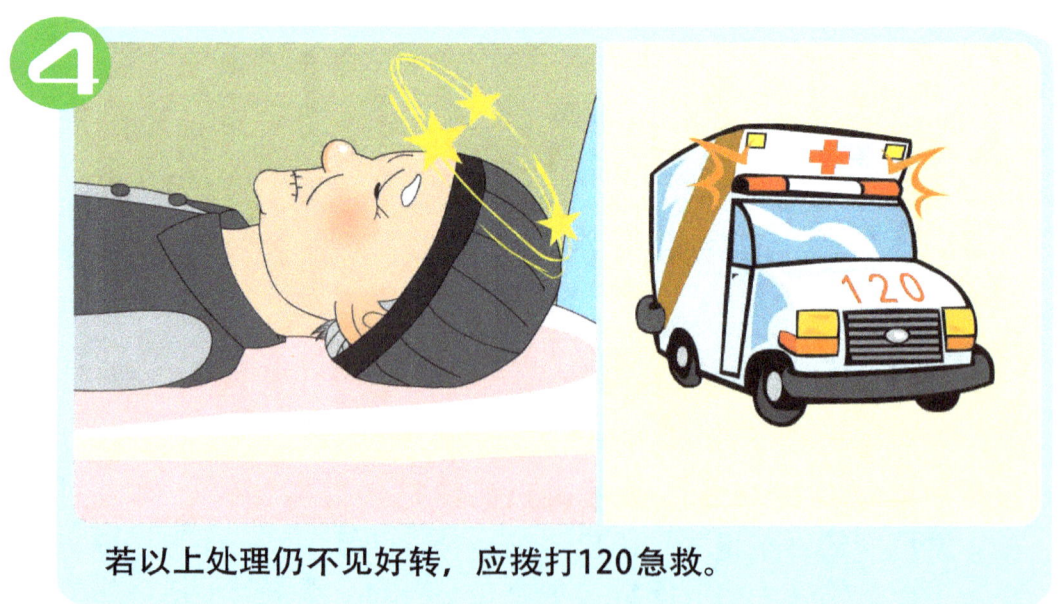

若以上处理仍不见好转,应拨打120急救。

小贴士

1. 在洗澡的时候，由于浴室里的环境闷热潮湿，会导致一部分老人头晕眼花，甚至晕倒。因此，最好在浴室装上排气扇，保持浴室里的空气新鲜，温度适中。

2. 需要注意的是，在身体疲劳、没有吃饭的时候，最好不要洗澡，以免因低血糖而引起突然晕倒。

3. 为防止洗澡时出现不适，应缩短洗澡时间或间断洗澡，特别是有心绞痛、心肌梗塞等心脏病的患者。

4. 另外，有心脑疾病的爷爷奶奶最好不要一个人洗澡，应该让老伴、子女陪伴。平时注意锻炼身体，提高体质，稳定机体神经调节功能。

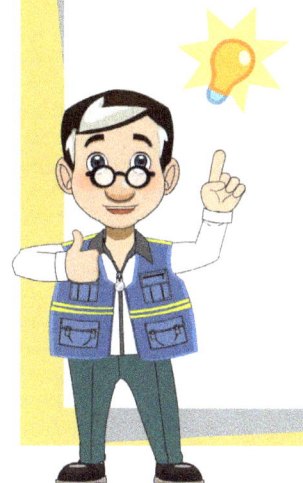

多知道点

为什么会晕倒

1. 暂时的脑缺氧而晕倒，如：
（1）浴室空气不流通、不新鲜；
（2）洗澡时闷热的环境下皮肤毛细血管扩张，血液集中到皮肤，影响全身血液循环；
（3）本来就患有心脑疾病等。

2. 由低血糖而导致的晕倒，如洗澡前数小时未进食。

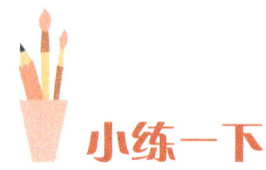
 小练一下

选择题

万一发现老人洗澡时晕倒,首先应该做什么?

A．立刻扶起老人,走回沙发休息或在床上躺下
B．立刻观察老人是否还有知觉,并找人将其平抬出浴室
C．立刻拨打120急救

正确答案:B．立刻观察老人是否还有知觉,并找人将其平抬出浴室。注意不要扶着病人走,因为让病人站立会引起直立性低血压,使脑缺血进一步加剧。

第五节
万一饭后腹泻怎么办？

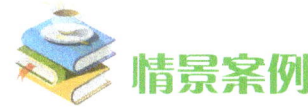 **情景案例**

七十多岁的王先生和家人聚餐后开始腹泻，以为是肠胃出了小毛病，没有重视。没想到第二天还是继续腹泻，这可怎么办？

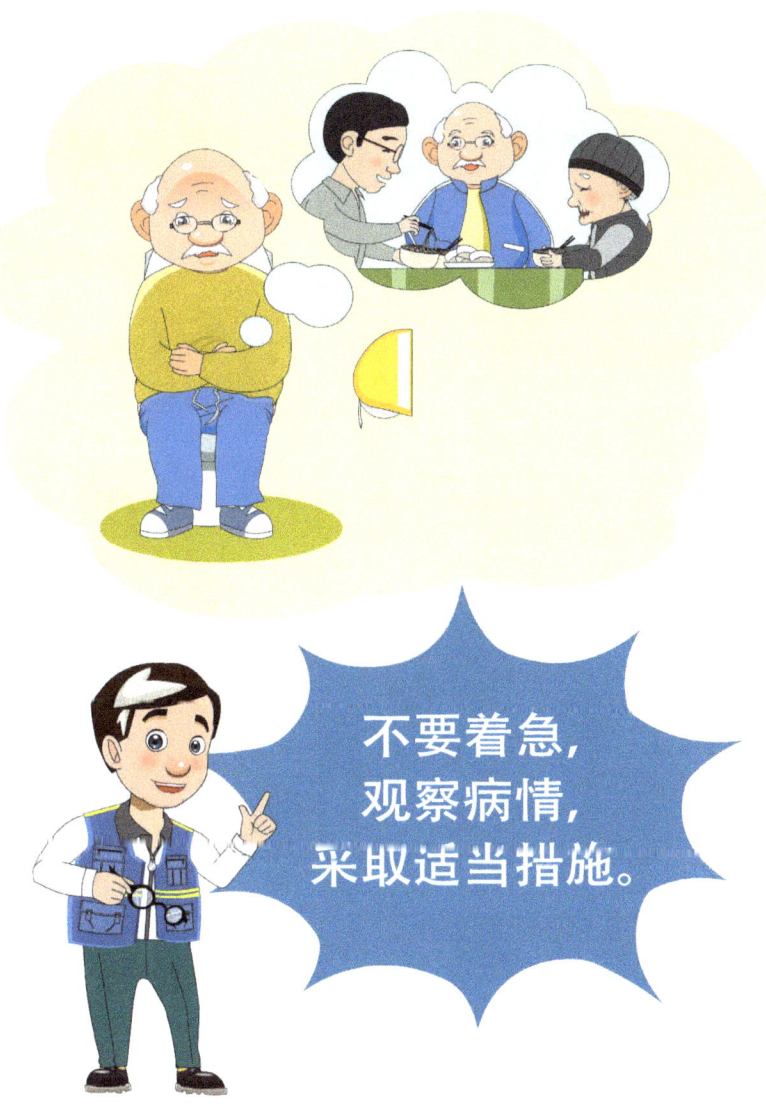

不要着急，观察病情，采取适当措施。

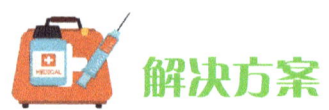
解决方案

❶ 如果发生下列情况应立即就医：

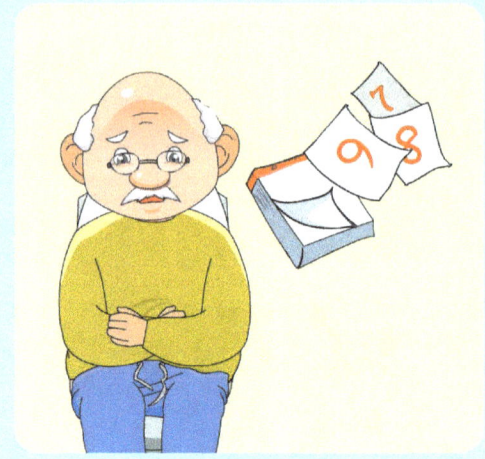

（1）腹泻时间超过3天；

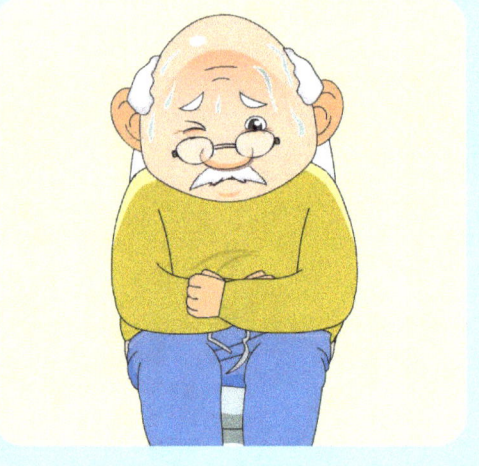

（2）腹痛非常严重；

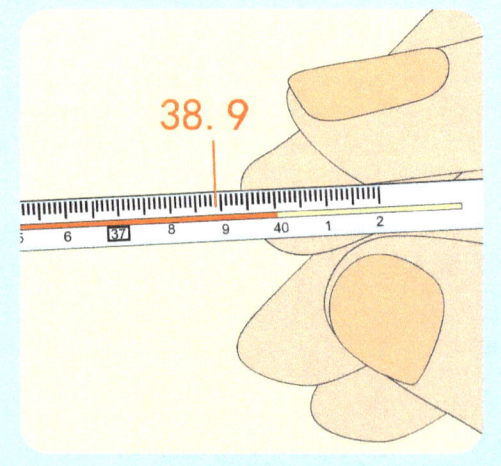

（3）发烧达38.9摄氏度以上；

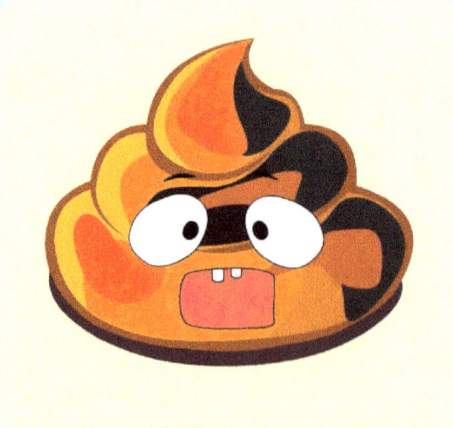

（4）发现大便上有血迹或者大便呈黑色；

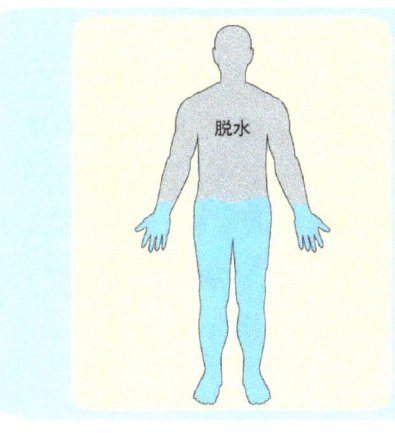

（5）出现脱水症状（如口鼻发干，小便量减少、颜色加深，头晕头痛甚至昏迷等）。

❷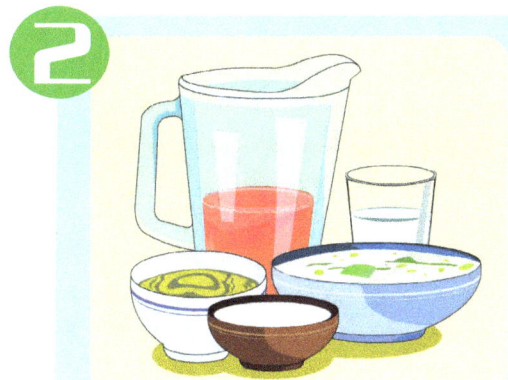

一般情况下，腹泻只需注意补充水分即可，可以多喝些淡盐开水、菜汤、米汤、绿豆汤、西瓜汁等，以补充损失的水分和无机盐，维持体内酸碱平衡，促进早日康复。

小贴士

腹泻和饮食

在腹泻没有停止之前，应尽量避免食用奶制品、油腻或高纤维食品，好转时，可以吃些柔软、清淡的食物，如香蕉、粥、面条等。

平时家里可以备些口服补液盐在腹泻时服用。

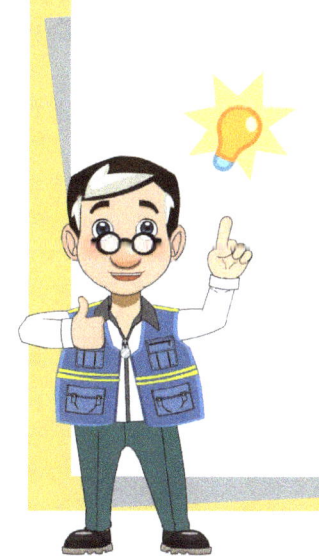

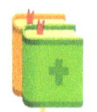
多知道点

一般情况下，并不建议直接使用止泻药，因为某些腹泻是由细菌感染或寄生虫引起的，停止腹泻会使这些病原体在肠道内停留而延长恢复时间，相反，医生可能会开些抗生素来治疗腹泻。而对于由病毒引起的腹泻，医生也不一定会选择药物治疗，而是根据腹泻的严重程度和病毒类型来决定。

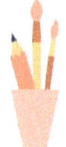
小练一下

选择题

万一发现老人腹泻了，并出现下列选项中的情况，其中除了哪一项以外，都应该立即就医？
A．腹泻时间持续超过3天
B．腹痛非常严重
C．发烧达38.9摄氏度
D．发现大便上有血迹或者大便呈黑色
E．脸色和精神都还好，稍有口渴

正确答案：E．脸色和精神都还好，稍有口渴。

判断题

老人突然腹泻了，应该立即服用止泻药。
A．对的　　　　　　B．不对

正确答案：B．不对。在没有明确腹泻原因的情况下，随意服用止泻药可能会使病原体在体内停留，反而延长康复时间。

第六节
万一误吞洗碗用钢丝球的残渣怎么办？

情景案例

一天，李奶奶正在吃饭，夹了几块藕，但吞下去时，感觉喉咙被钢丝样的东西刮了一下，赶紧把口中剩余的饭吐出。家人立刻检查了藕块，发现有些藕上有残留钢丝！原来家人有用洗碗用的钢丝球去藕皮的习惯，导致钢丝留在了藕上。这该怎么办？

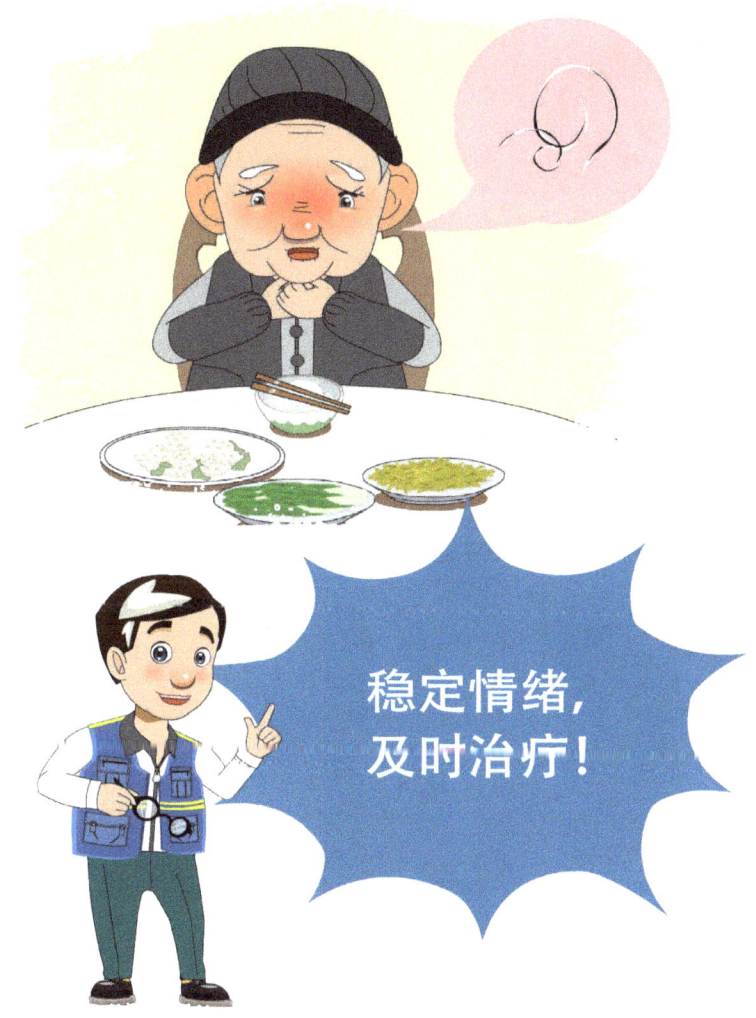

稳定情绪，及时治疗！

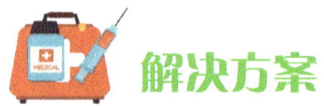 **解决方案**

1 不要继续进食以免造成食道或呼吸道损伤。

2 如果出现以下症状，表明钢丝卡在了喉咙或呼吸道上，应立刻拨打120急救：
（1）咳嗽不止；
（2）呼吸困难；
（3）喘息；
（4）气梗。

3 即使钢丝已经被吞下，而没有出现急性症状，也应该赶紧就医。虽然此时钢丝可能会随食物自然地经过消化道最后排出体外，但也有可能被卡在食道和胃肠道而出现以下症状：

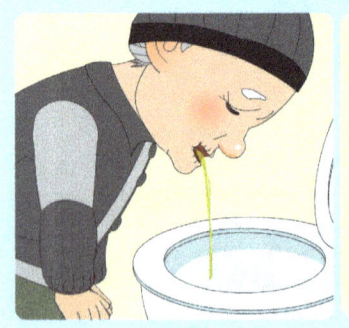 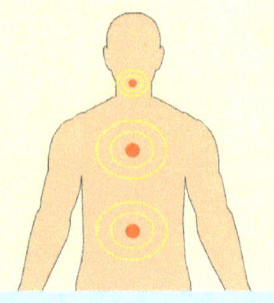 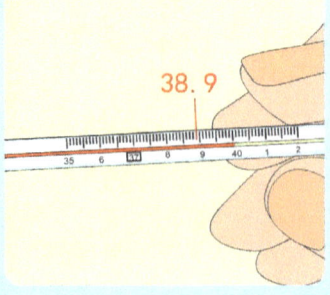

（1）恶心、呕吐；　（2）腹痛、胸痛或喉咙痛；　（3）发热。

小贴士

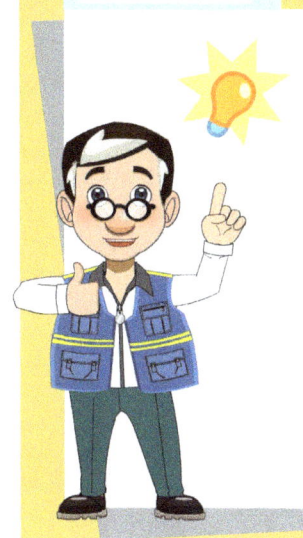

1. 爷爷奶奶们吃饭的时候要细嚼慢咽，吃到异样的东西要及时吐出，以免误吞，对身体造成伤害。

2. 另外，洗碗、洗菜的时候也要注意，防止有钢丝球丝残留。

3. 如果认为疼痛和发烧无大碍，而不管异物存留体内，则可能导致感染或脏器损伤。

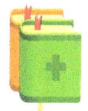
多知道点

吞食异物的治疗

1. 急救：如果异物块较大，卡住气管导致窒息，此时需要采用以下方法尽快移除异物，如使劲拍背，海姆立克急救法（Heimlich Maneuver）：救护者站在患者身后，从背后抱住其腹部，双臂围环其腰腹部，一手握拳，拳心向内按压于患者的肚脐和肋骨之间的部位；另一手成掌捂按在拳头之上，双手急速用力向里向上挤压，反复实施，直至阻塞物吐出为止。

2. 家庭护理：如果已将异物完全吞下，医生可能会根据具体异物类型，而选择等待观察它是否能通过消化道自然排出，此时需要注意观察自己是否有呕吐、发热或疼痛等症状，以及检查大便中是否有异物排出。

3. 手术：如果异物已经对食道或胃肠道造成损伤，医生可能会选择立即通过内镜或普通手术取出异物，以免造成穿孔。

小练一下

选择题

万一在吃饭时误吞了异物，应该怎么做？
A．继续多吃些饭，使异物尽快到胃里而排出
B．立刻用手抠喉咙，把异物吐出来
C．停止吃饭，尽快去医院检查
D．只要没有疼痛或呼吸困难就不用去看医生

正确答案：C．停止吃饭，尽快去医院检查。应该立刻停止进食，以免损伤消化道。

判断题

虽然不小心把异物误当作菜一起吃下去了，但只要不痛，就不用去看医生。
A．对的　　　　　　B．不对

正确答案：B．不对。医生会根据异物类型和检查结果而选择是保守观察，还是通过内镜或手术取出，不应自作主张。

第七节
万一突然流鼻血怎么办？

情景案例

一天晚上，杨阿姨坐在沙发上看电视，忽然感觉鼻子下面湿湿的，一摸原来是流鼻血了，这可怎么办是好？

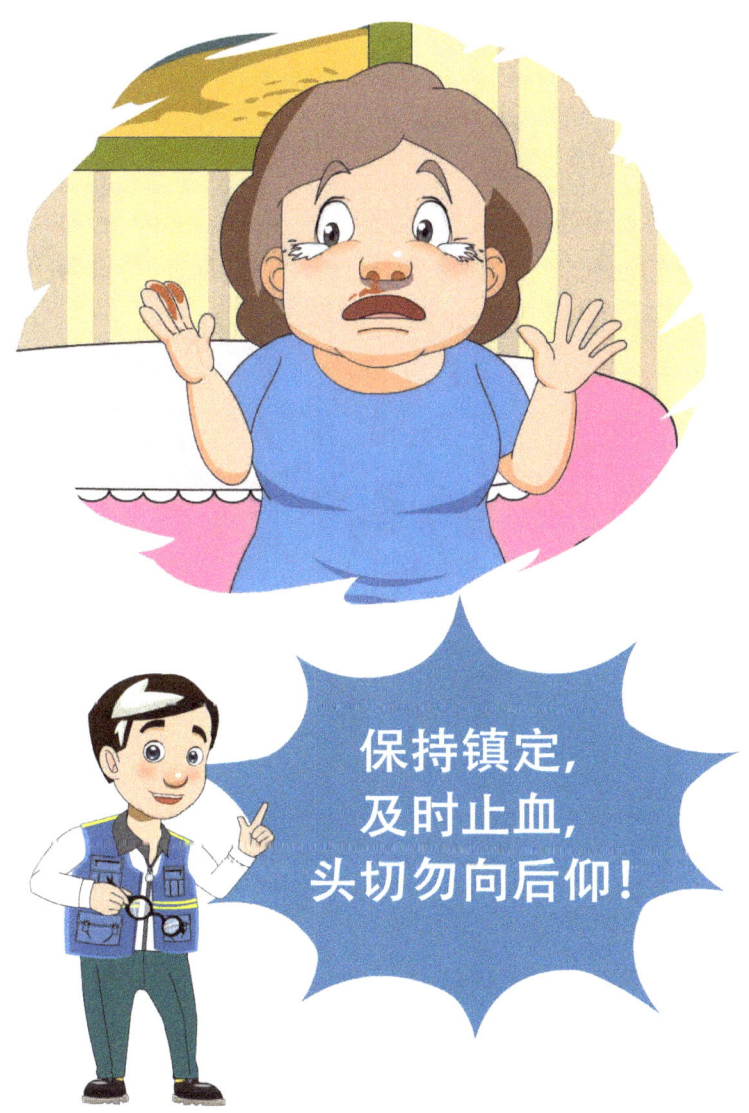

保持镇定，及时止血，头切勿向后仰！

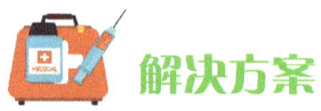 **解决方案**

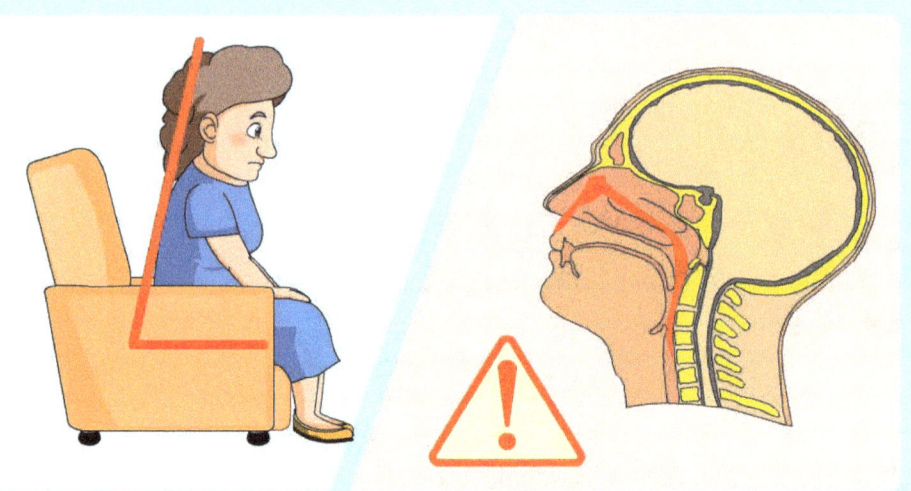

坐直且身体略前倾。保持坐直可使鼻血管压力减少（反之，后仰则会增加压力），而减少进一步的出血。身体稍前倾可避免吞咽血液，以免吞下的血液刺激胃肠道。

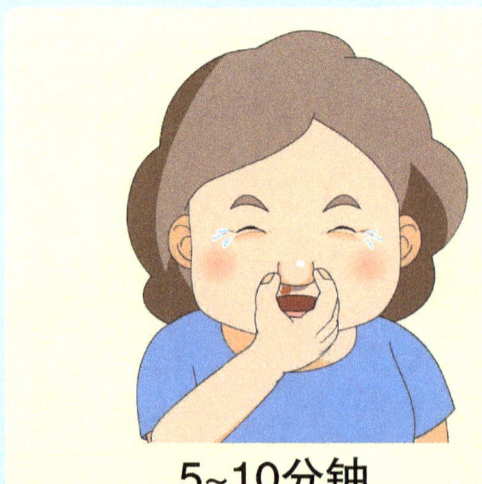

5~10分钟

用拇指和食指捏闭两侧鼻翼，并用嘴呼吸，保持5~10分钟。此压力可作用于鼻中隔出血点，一般可使出血停止。

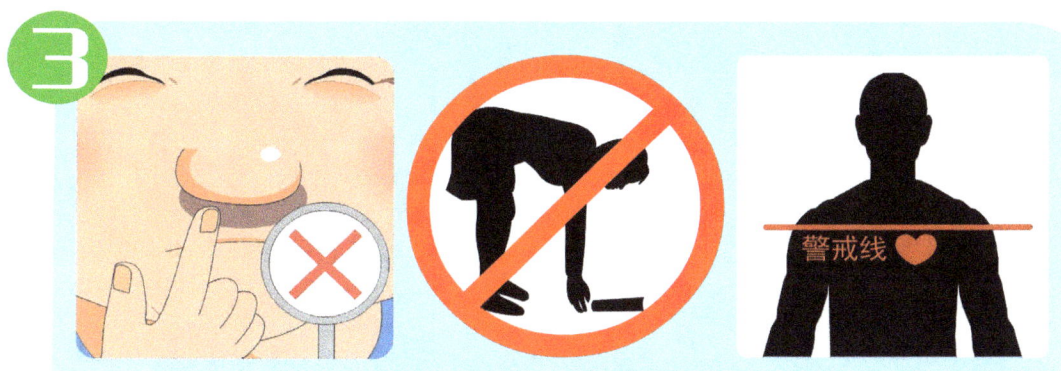

为防止再出血，不要挖鼻子或擤鼻涕，也不要在鼻出血后数小时内弯腰。在这段时间里要记得保持头高于心。

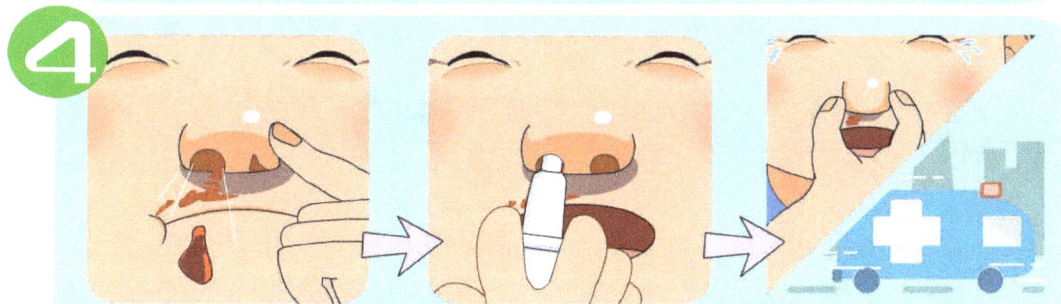

如果经以上处理后仍有出血，应首先用力擤出鼻中的血凝块；接着在两侧鼻腔中喷含有羟甲唑啉的减充血喷鼻剂，然后用上面提到的方法捏住鼻子,并前往医院就医。

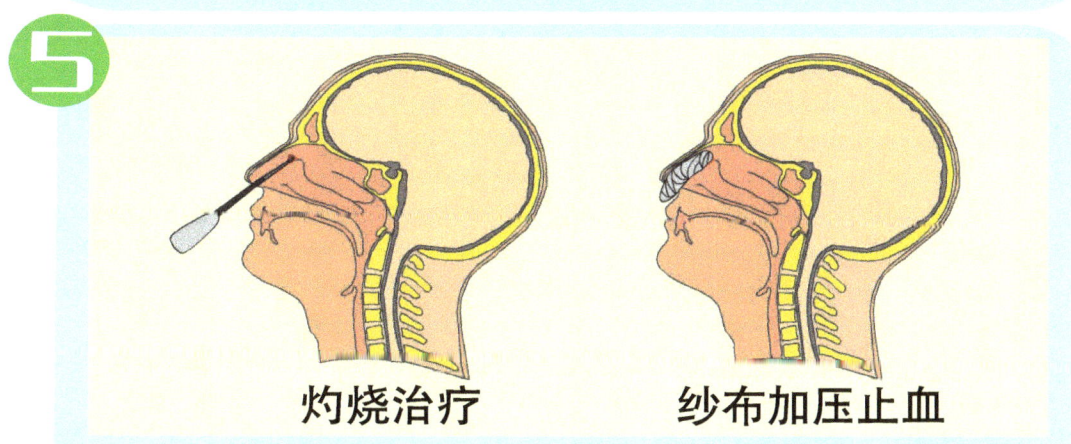

（1）最近频繁出鼻血，您可能需要做一个灼烧治疗（使用电流、硝酸银或激光对血管进行封闭的方法），有时候医生还会用一种特殊的纱布或者充气乳胶球包住你的鼻子，对血管加压止血。

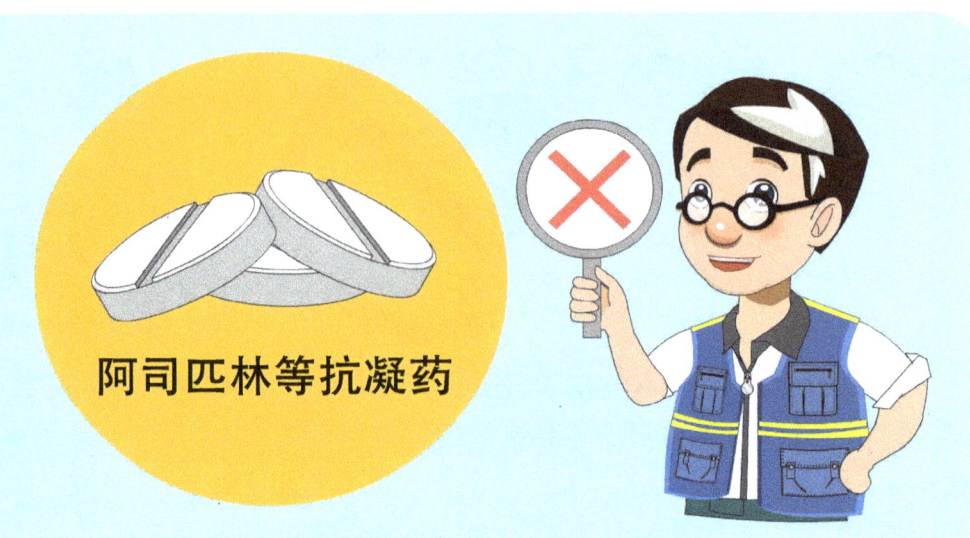

（2）如果您在服用抗凝药（如阿司匹林或者华法林等）期间流鼻血，医生可能需要调整药物治疗方式。

小贴士

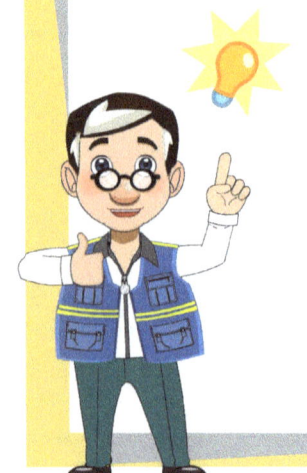

1. 爷爷奶奶们一定要记住，流鼻血时，千万不能把头向后仰。因为如果头向后仰太多，血液会流入喉咙，可能会呛入气管及肺内，造成呼吸困难。

2. 在止血之后，不要抠鼻子或者用力揉鼻子，更不能尝试清除鼻子里的血块，以防再次出血。

3. 因为意外引起的流鼻血：如摔倒或者撞伤头部，包括在脸部受击时被打断鼻子等，应该立刻前往急救中心治疗。

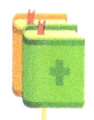
多知道点

鼻出血的原因

1. 最常见：创伤引发的流鼻血，比如外在的脸部受撞击，或者内在的如挖鼻孔、反复的寒冷刺激等，可引起鼻出血。

2. 较少见：由凝血功能降低而导致流鼻血，比如正在服用抗凝药如华法林或阿司匹林而使凝血功能降低，或者肝病也可干扰凝血。

3. 罕见：血管畸形或癌症引起的鼻出血。高血压也可导致出血，但一般都不是主要原因。

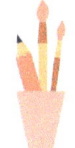
小练一下

选择题

万一突然流鼻血，应该怎么办？
A．仰头减少血液流出
B．坐直保持身体略前倾，并用食指拇指捏闭两侧鼻翼
C．把鼻血吸嘴里吞下
D．挖鼻子或擤鼻涕以清理鼻腔

正确答案：B．坐直保持身体略前倾，并用食指拇指捏闭两侧鼻翼。此姿势可减少鼻血管压力而减轻出血，防止血被吞入而刺激胃肠道，并压住出血点而止血。

判断题

虽然最近频繁出鼻血，但只要每次都能止住，就不用去看医生。
A．对的　　　　　　　　B．不对

正确答案：B．不对。频繁出鼻血表明可能存在鼻血管异常或凝血功能异常等情况，须前往医院就诊。

第八节
万一沙尘入眼怎么办?

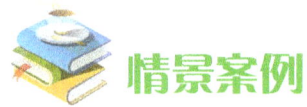 **情景案例**

李奶奶和老伴一起去接外孙放学,忽然一阵风刮过,李奶奶不小心被沙子迷了眼睛。这时候应该怎么做?

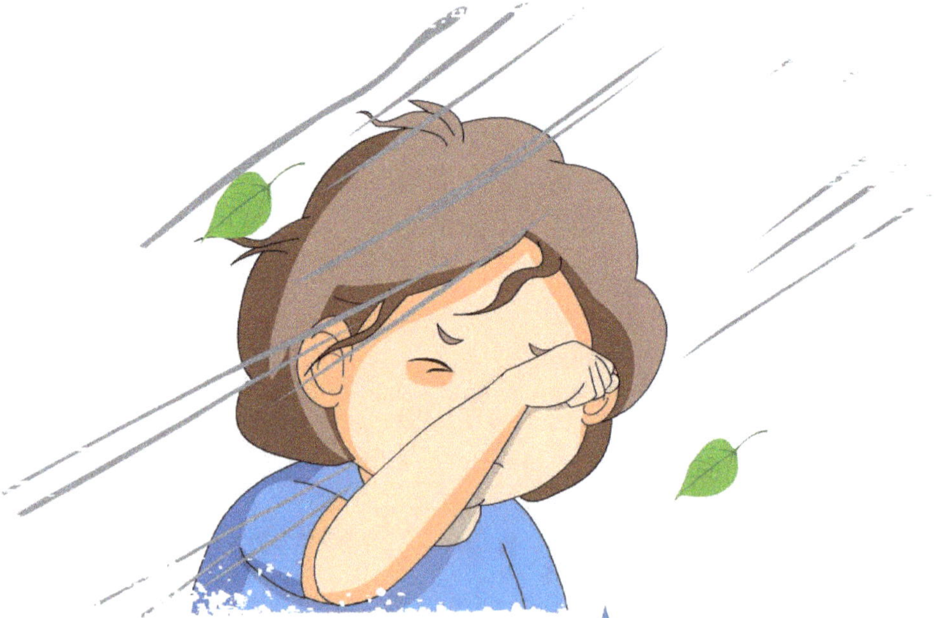

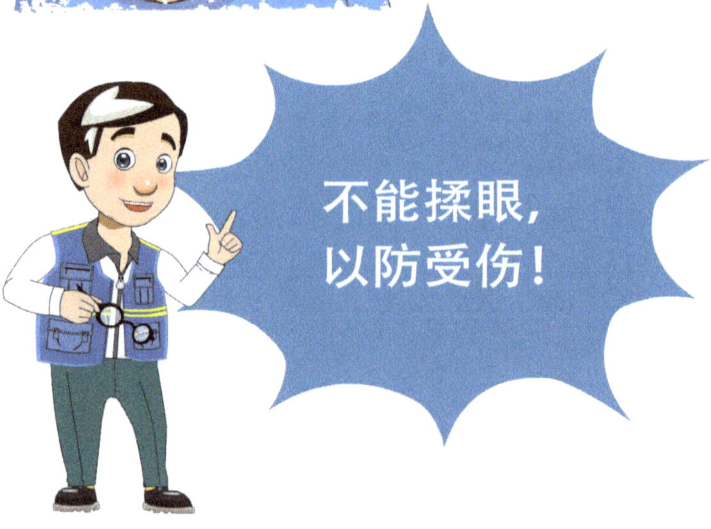

不能揉眼,以防受伤!

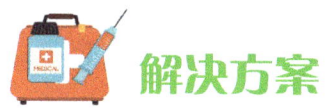 **解决方案**

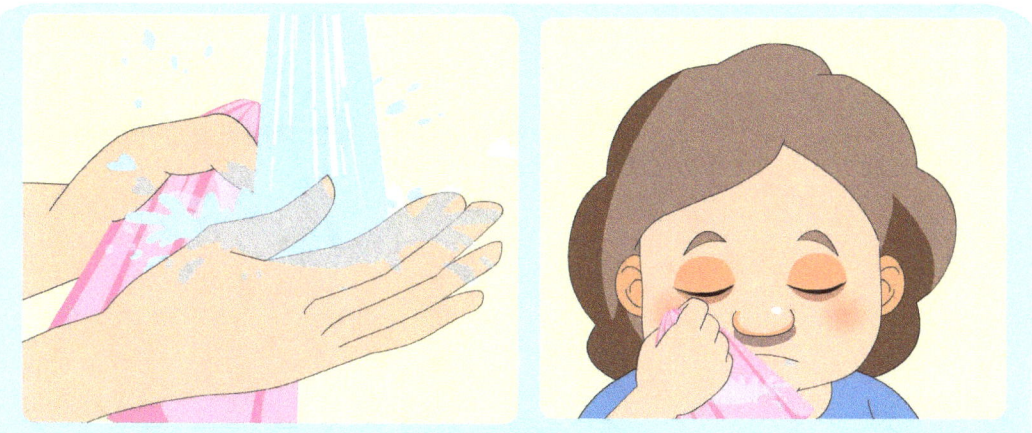

如果方便,最好先洗手,若眼周还有其他沙尘,应先用湿布擦洗干净,以防下边处理时把新的异物迷入眼睛。

❶ 若沙子迷在了上眼睑:

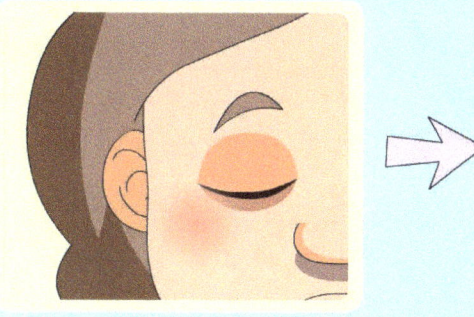 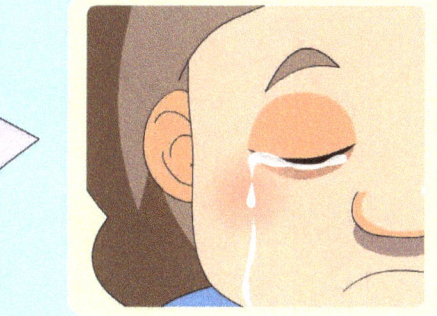

(1)眼泪冲洗法:闭上眼睛休息片刻,等到眼泪大量分泌,不断夺眶而出时,再慢慢睁开眼睛眨几下。大多数情况下,大量的眼泪会把眼内异物"冲洗"出来;

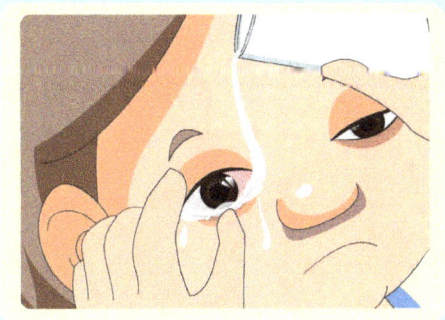

(2)水流冲洗法:最好用温水或生理盐水冲洗患眼上方的前额,通过水流来冲洗出沙子;也可将温水倒入盆中,将患眼侧面部浸入盆中,患眼在水盆中眨几下,这样水流会把眼内沙子冲出。

 若沙子在下眼睑内：

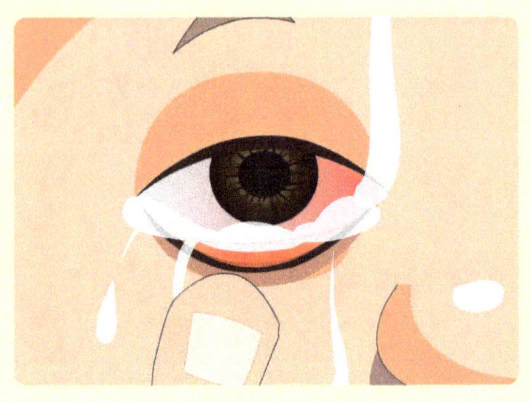

可让别人或自己把脸颊的上、下眼睑的下皮肤向下拉，再采用前述的方法冲洗出沙子。

若沙子在眼角：

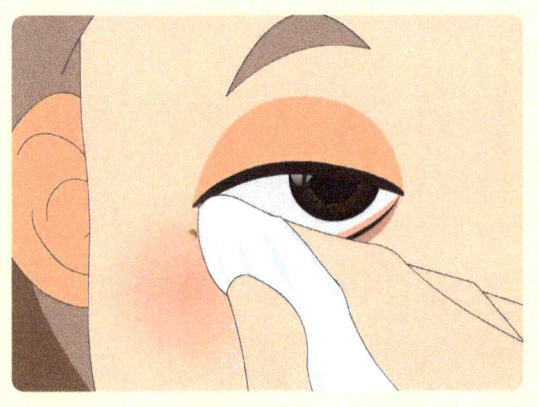

可用干净的湿布将异物轻轻擦掉，有条件的可用棉签蘸生理盐水擦拭。

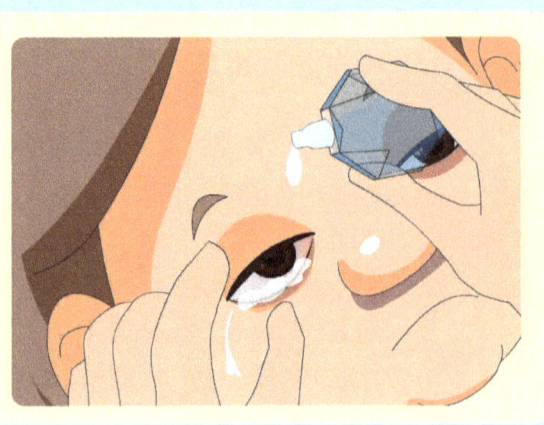

异物取出后，可滴入适量眼药水或眼药膏，以防感染。

5 若有以下情况，应该立即去医院就医：

（1）仍感觉眼中有东西；

（2）视力发生改变或有眼睛感觉异常/疼痛；

（3）冲洗后仍流泪不止；

（4）角膜翳患者。

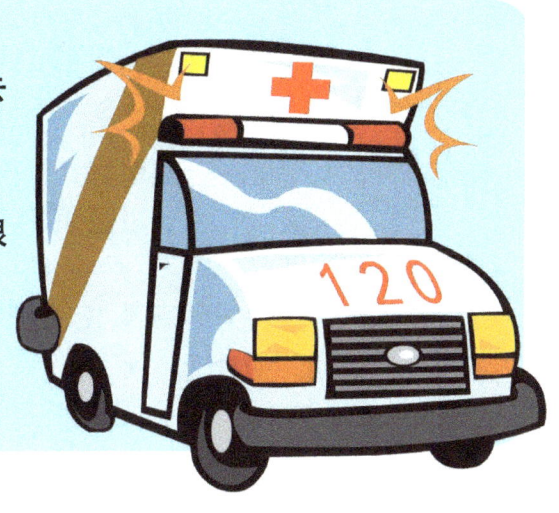

小贴士

1. 爷爷奶奶们如果被沙尘迷眼，记住一定不能习惯性地揉眼睛。这样既不能把沙尘弄出来，还可能会划伤眼角膜，甚至引发角膜炎。

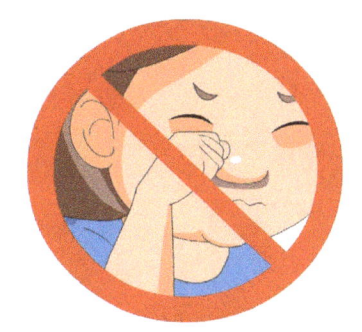

2. 另外需要注意的是，不能用干手绢擦拭眼睛，更不能用针挑或其他不洁物体擦拭，因为这样也会伤害到眼角膜。

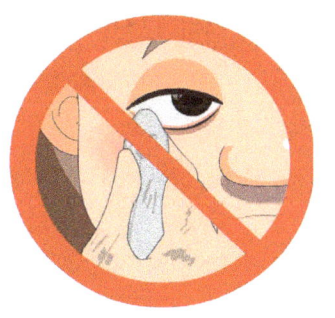

3. 若进入眼中的异物较大，导致闭眼困难或者异物已经进入眼睛深处，或者异物尖锐可能刺入眼球、眼睑，不要自己处理，而应该立即就医。

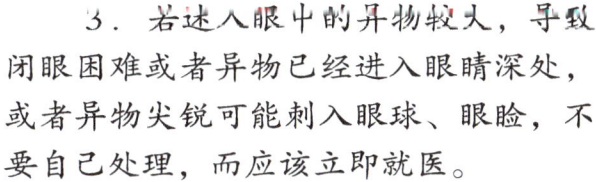

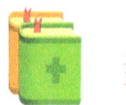

多知道点

没及时移除眼内异物有何后果

1．表面异物：往往会因持续刺激而导致结膜炎，有时也可能被表皮埋入而停止其刺激，但仍会产生疤痕。

2．穿透异物：其后果取决于异物的材质和它进入眼睛时造成的损伤程度。

（1）含铁异物可引起"眼铁质沉着症"（可在数月乃至数年中逐渐导致视力低下）；

（2）其他一些金属和植物颗粒可能会导致眼球损伤或眼内感染。某些进入眼中的小异物，虽然看起来没有造成明显破坏，但仍可能会导致眼内出血、白内障或视网膜损伤。此类损伤往往都需要手术治疗。

小练一下

选择题

万一沙子迷入了眼睛，以下哪项不应该做？

A．闭上眼睛休息片刻，等到眼泪大量分泌，再慢慢眨眼把沙子冲出
B．用干净的温水冲洗患侧眼睛
C．如果沙子在下眼睑内，用手把下眼睑下方皮肤下拉，露出下眼睑内部再用水冲洗
D．眼泪没有冲出沙子，用手揉揉

正确答案：D．眼泪没有冲出沙子，用手揉揉。不能用手揉，以免沙子损伤眼睛。

判断题

虽然眼睛有些疼，但只要沙子已经出来了就无需就医。

A．对的　　　　　　　　B．不对

正确答案：B．不对。眼睛疼痛表明沙子可能已经损伤了眼睛，须前往医院检查。

第九节
万一腿抽筋怎么办？

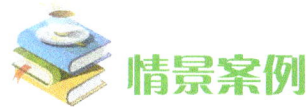 **情景案例**

张奶奶伸懒腰一伸腿，突然感到腿部一阵酸痛，原来是腿抽筋了。她非常着急，这时候该怎么办呢？

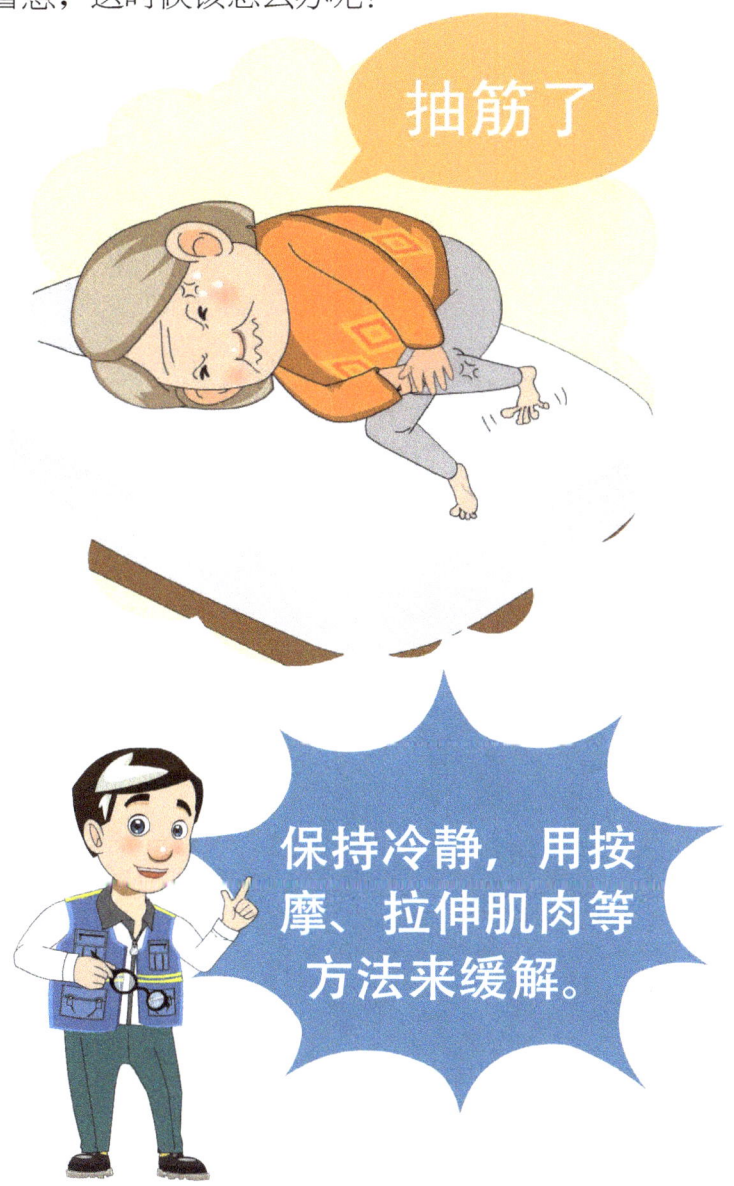

抽筋了

保持冷静，用按摩、拉伸肌肉等方法来缓解。

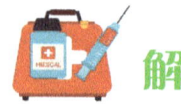 **解决方案**

1 慢慢坐下来，对抽筋的部位（小腿肌肉最常见，其次为大腿或脚部）轻轻按摩并将抽筋部位的肌肉缓慢拉长，一般可很快缓解，但拉长肌肉时不可用力过猛以免拉伤肌肉造成二次伤害。具体可采取如下方法：

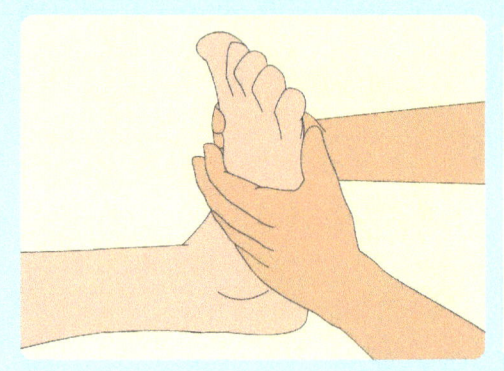 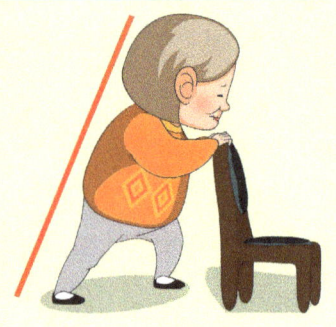

（1）在他人的搀扶下或自己小心地坐起来，把抽筋的腿伸直，自己或请旁人用双手握住抽筋的腿的脚掌，缓慢用力向脚背方向掰，并保持拉伸的状态至抽筋停止；

（2）在能下床的情况下，可手扶住桌子或椅背，用抽筋的腿的全脚掌在后蹬地面，使小腿肌肉拉伸以缓解症状。

2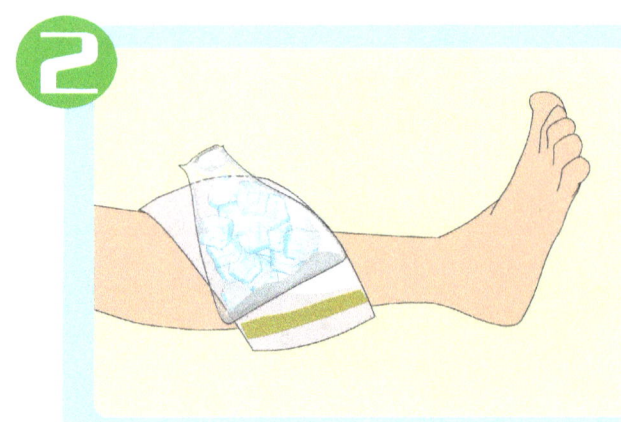

若没能及时处理，肌肉抽筋的时间很长，则可使用热敷或冷敷的办法来减轻疼痛，或局部的喷洒或擦些松筋止痛的药水或药膏也很有效。

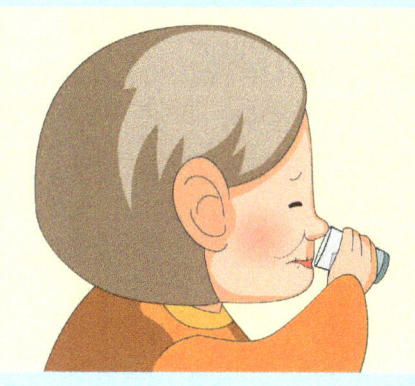

如果很容易再次发生抽筋，则须考虑肌肉是否过度疲劳或脱水。前者则必须停止活动休息，后者则须喝些水或运动饮料。

小贴士

1. 缺钙是引起抽筋的重要原因，所以平时要多吃富含钙质的食品，比如乳豆浆、豆腐、优酪乳、甘蓝菜、花椰菜、西兰花、芝麻、杏仁制品等。

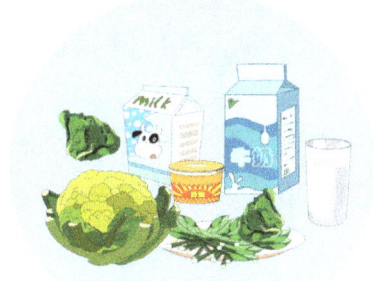

2. 另外，每天晚上临睡前用热水泡脚15~20分钟，并且坚持按摩小腿肌肉，可以促进血液循环，舒筋活血，防止睡觉时腿抽筋。

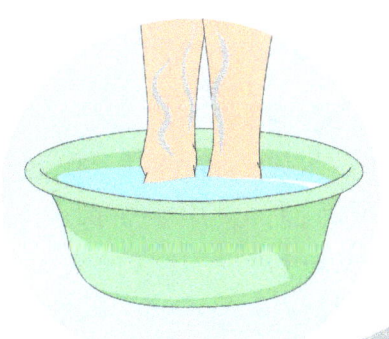

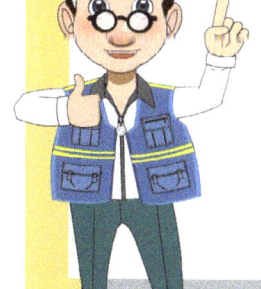

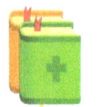 **多知道点**

为什么拉伸肌肉可治疗抽筋

因为当肌肉拉伸时会使肌腱的张力增加，当张力达到某强度时，神经会将冲动传至大脑，大脑为了避免肌腱受伤，会释放信息放松抽筋的肌肉。

引起抽筋的原因

抽筋并非总能找到原因，引起抽筋的可能原因有：
1．运动、创伤或肌肉疲劳；
2．怀孕，怀孕后期会出现钙、镁缺乏而导致抽筋；
3．寒冷刺激；
4．其他疾病引起，如外周动脉疾病、肾病、甲状腺病或多发性硬化症；
5．站立时间太长，或者睡眠时腿放的姿势怪异；
6．钾、钙或其他矿物质缺乏；
7．脱水；
8．药物副作用，如抗精神病药物、避孕药、利尿剂、他汀类降脂药或类固醇。

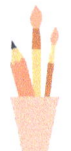 **小练一下**

选择题

万一腿突然抽筋该怎么办？
A．轻轻按摩并将抽筋部位的肌肉缓慢拉伸（如全脚掌在后蹬地面，或者腿伸直用手掰脚）
B．继续行走，直至好转
C．屈膝防止抽筋的小腿肌肉伸直
D．只要还能坚持就不用处理

正确答案：A．轻轻按摩并将抽筋部位的肌肉缓慢拉伸（如全脚掌在后蹬地面，或者腿伸直用手掰脚）。

第十节
万一皮肤干燥瘙痒，常冲澡有用吗？

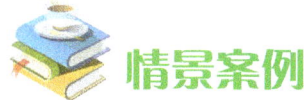 **情景案例**

住在敬老院的李爷爷经常感到皮肤干燥瘙痒，他觉得非常苦恼。隔壁的张大爷给他支了一招，冲热水澡，特别管用！这不，儿子来看他之前，他就兴冲冲地把衣服准备好，等儿子带他去冲澡。那么，皮肤干燥瘙痒，常冲澡有用吗？

无须频繁洗澡，以免皮肤干燥加重。

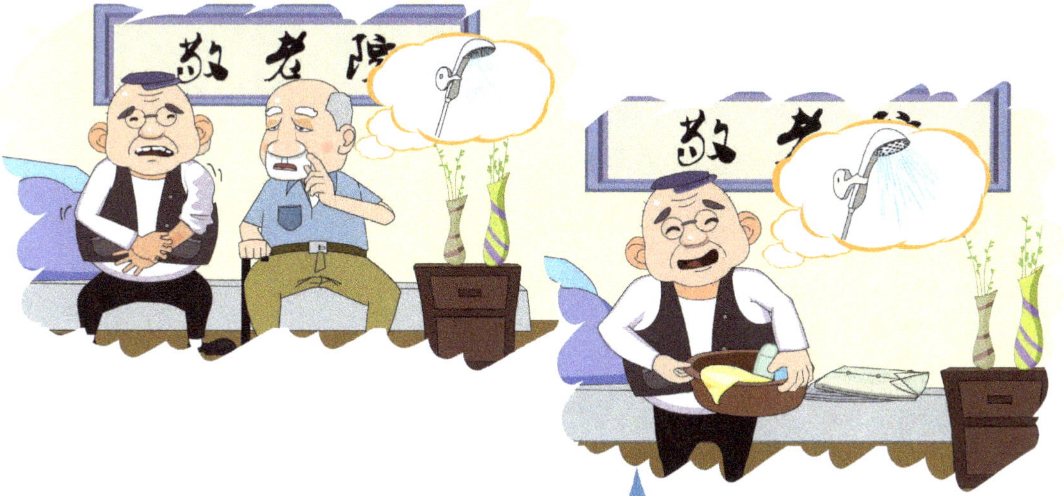

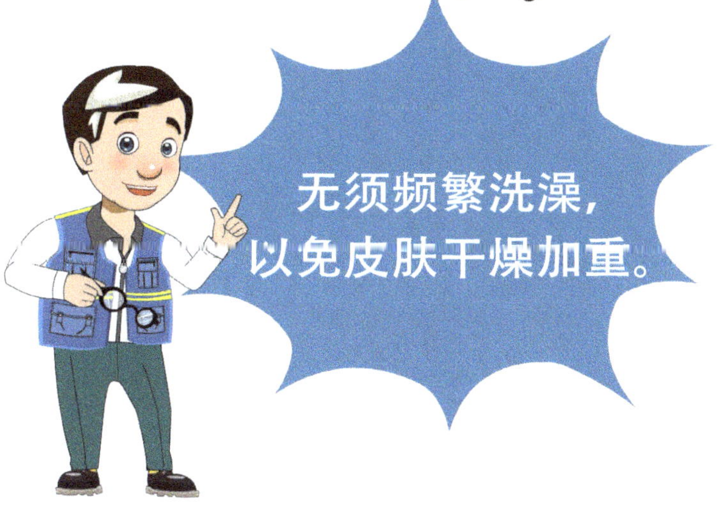

解决方案 1

皮肤干燥的处理

1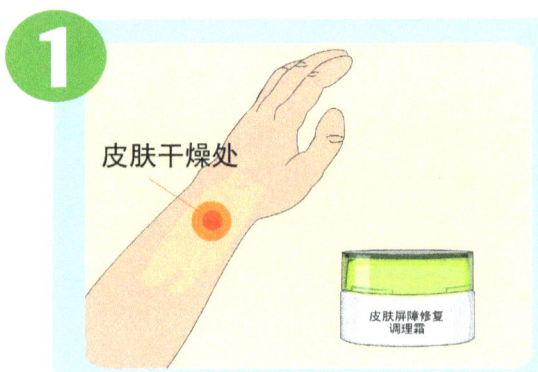

使用具有皮肤屏障修复功能的润肤霜，涂抹于皮肤干燥处。

2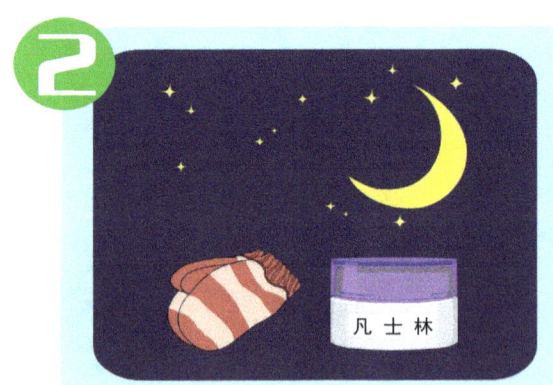

如果手很干燥，可在睡觉前，在手上涂薄薄一层凡士林，然后戴棉手套睡觉（如果脚很干燥也可类似处理）。

3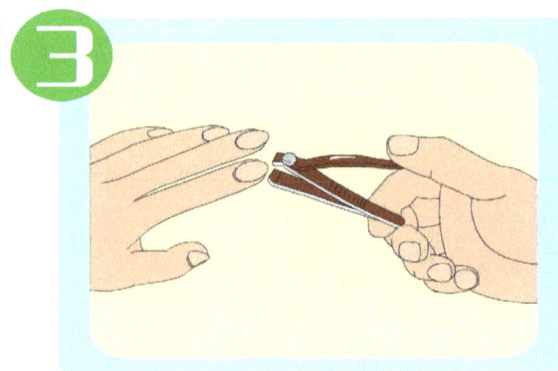

经常修剪指甲并保持光滑，以免不小心刮伤干燥皮肤。

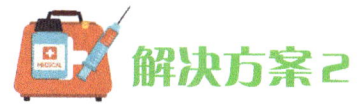

皮肤瘙痒的处理

1

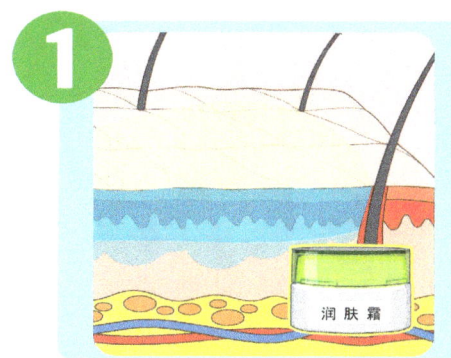

使用润肤霜保持瘙痒区皮肤的水分（干燥会加重瘙痒）。

2 燕麦有助于缓解瘙痒：

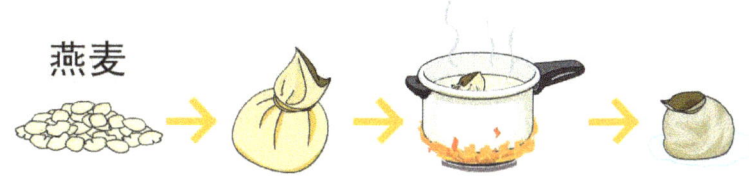

（1）可将一杯燕麦用棉布（或棉袜）包起，放在水中煮沸，而后洗澡时作为浴球用（温水洗澡，不要用肥皂）；

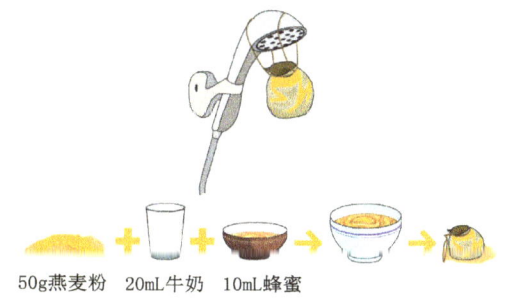

50g燕麦粉　20mL牛奶　10mL蜂蜜

（2）取50g燕麦粉、20mL牛奶和10mL蜂蜜，混合调成糊状，将药糊装入布袋中，再将其悬挂在淋浴头下，每日温水洗浴1次，每次半小时。

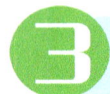 对于局部瘙痒可试用非处方药，如1%氢化可的松软膏：

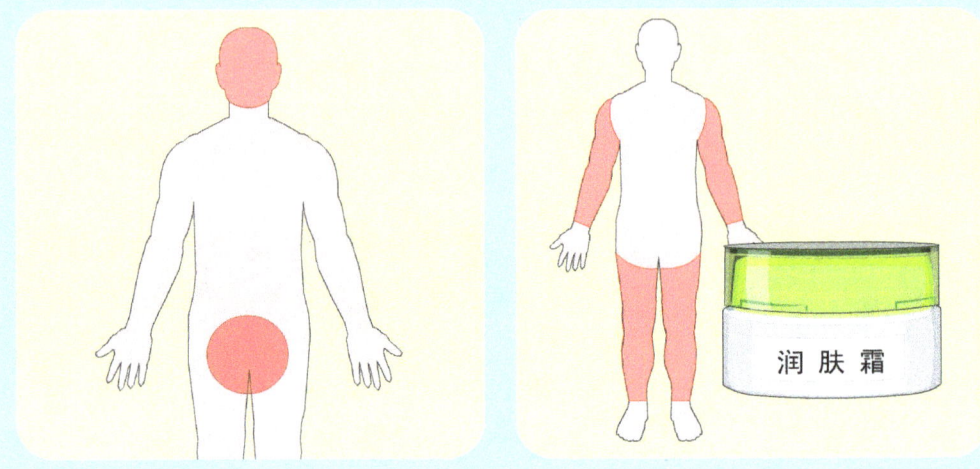

（1）脸部和生殖器区域皮肤非常少量使用即可；
（2）如果瘙痒强烈，医生可能会开更强的止痒霜；
（3）如果瘙痒区域大，如在臂膀或腿部，可将其和润肤乳混合后使用。

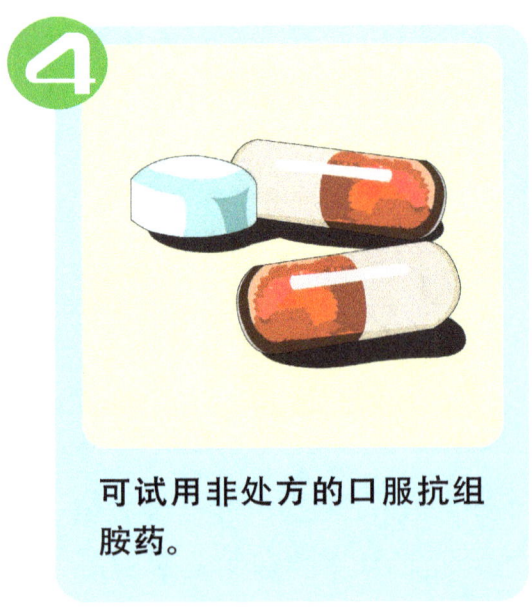

可试用非处方的口服抗组胺药。

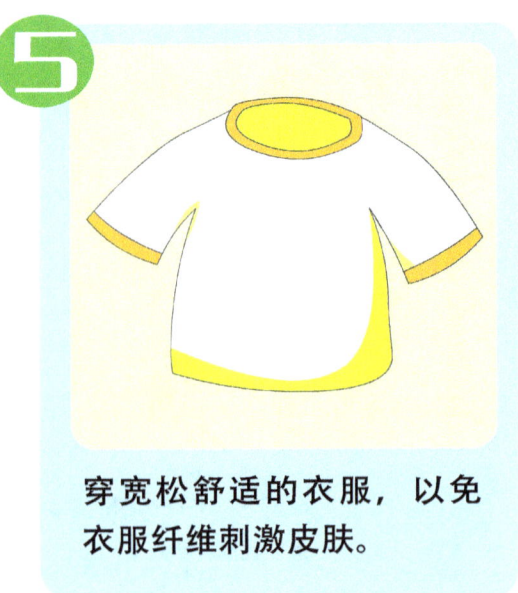

穿宽松舒适的衣服，以免衣服纤维刺激皮肤。

小贴士

出现以下情况应该及时就医：

1. 全身瘙痒无明显的原因或皮疹。
2. 瘙痒严重而无法入睡，自行处理无效。
3. 皮肤已严重抓伤。
4. 有感染表现：
   （1）局部皮肤红肿热痛；
   （2）整片区域出现红色条痕；
   （3）流脓；
   （4）无其他原因而发烧38摄氏度以上；
   （5）颈部、腋窝、腹股沟淋巴结肿大。

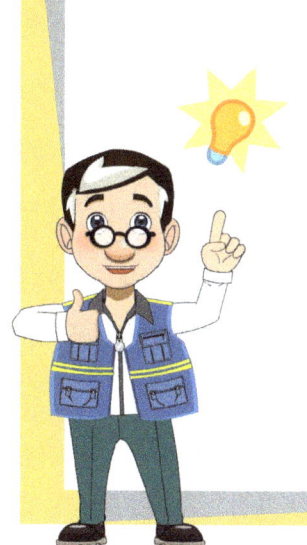

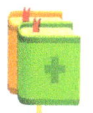

多知道点

皮肤干燥瘙痒的原因

1. 随着人的年龄增长，皮肤所产生的天然油脂减少，后者可帮助皮肤保持水分，而香皂会洗去天然油脂，所以爷爷奶奶们最好用温和的洗手液或沐浴液清洁身体。

2. 室内空气干燥（如使用空调）或者气候干燥都可以使你的皮肤变得干燥。

3. 频繁地洗澡，尤其是用太热的水洗澡，可能也会使皮肤干燥。因为虽然热水冲澡能暂时缓解皮肤干燥瘙痒，但会使皮肤失去更多的油脂和水分，长此以往会导致皮肤更痒。所以，平时爱洗澡的爷爷奶奶们要注意了，要用温水洗澡，水温不超过40摄氏度，比我们的体温略高就可以了。

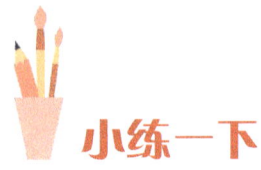

小练一下

选择题

李大爷最近手上皮肤干燥瘙痒，以下哪项不应该做？
A．保持皮肤湿润，如使用护手霜等
B．多用热水洗澡
C．睡前手上涂凡士林保湿
D．使用燕麦包入棉布制成的棉球洗手、洗澡

正确答案：B．多用热水洗澡。用热水冲澡虽然能暂时缓解皮肤干燥瘙痒，但会使皮肤失去更多的油脂和水分，长此以往会导致皮肤更痒。

判断题

虽然皮肤瘙痒干燥，且该处皮肤出现了发红、肿胀、发热、疼痛的表现，但只要没影响到其他地方，还是可以自行处理。
A．对的　　　　　　　　B．不对

正确答案：B．不对。皮肤出现红肿热痛，表明局部有炎症，须前往医院查明病因。

第十一节
万一经常失眠怎么办？

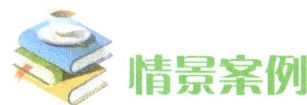 **情景案例**

65岁的王伯伯现在退休了，晚上却翻来覆去睡不着觉。王伯伯十分苦恼，不知道该怎么解决。

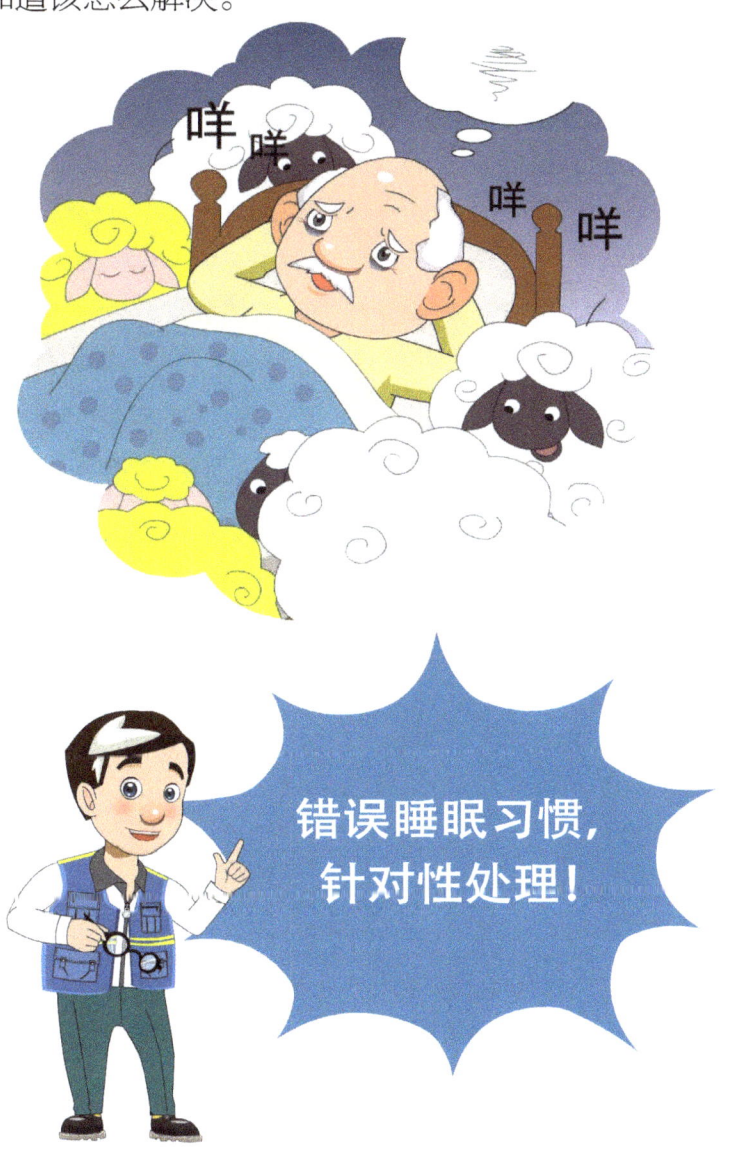

错误睡眠习惯，针对性处理！

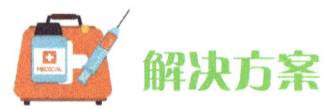
解决方案

失眠可由服用药物或疾病引起，此时应去医院就诊；如果王伯伯没有明显的病征，也没有服用药物，失眠大多是由心理调适问题或错误的生活睡眠习惯引起，可试试如下方法。

 调整情绪，放松压力：

（1）对事要保持平常心，训练自己接受变化的能力。防止过忧过喜，明白各种异常情绪波动都只是暂时存在；

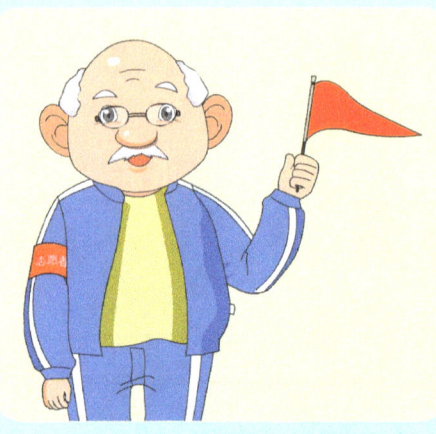

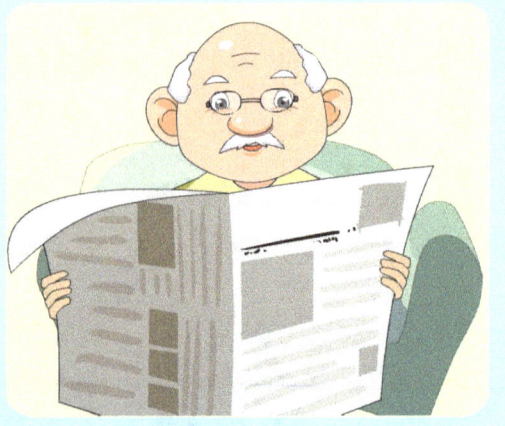

（2）做些力所能及的帮助他人之事，增强自我价值；

（3）每天做些能让自己快乐的事，不要为自己的失眠担心，顺其自然。

 规律生活，调整作息：

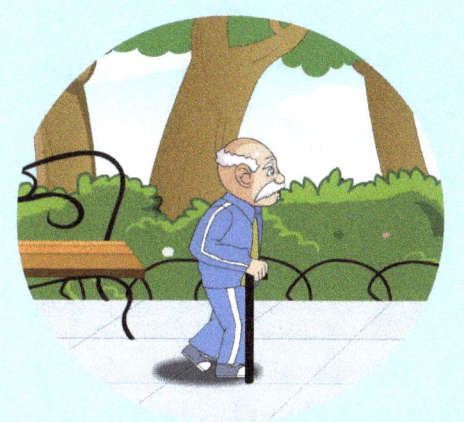

（1）平时可在室内外做些散步等简单的活动，或学习静坐等方法，通过调理身体来改善睡眠；

（2）营造舒适的睡眠环境，安静、光线暗、气味芬芳、色调柔和；

（3）睡前不喝酒、咖啡、茶等影响睡眠的饮品。

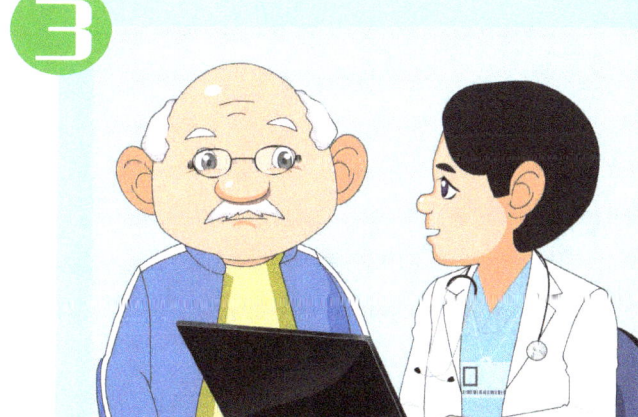

若以上方法无法解决，仍然失眠严重，要考虑去医院就诊，不要轻易自行服用安眠药。

小贴士

1. 安眠药最好由神经科医生针对失眠者的生活习惯、睡眠时间、心理压力等进行分析，在医生的指导下短期服用为宜。

2. 退休后，人突然闲下来，会感到无聊、烦闷，出现"人老没有用了"等悲观念头。退休老人还会多思多虑，过于敏感，容易对小事纠缠不休。有人称之为"离退休综合征"，实际上就是适应障碍，因此应注意退休后的心理调适。

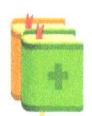

多知道点

什么叫"睡眠不卫生"

睡眠不卫生是指干扰夜间睡眠质量的日间活动，如白天打瞌睡，长时间卧床而不睡觉，作息时间无规律，经常使用对正常睡眠有影响的物质，如烟、酒、咖啡，睡觉之前锻炼身体或从事让人兴奋或伤感的活动等。

因此，给失眠者提供关于睡眠卫生的知识是各种非药物治疗手段的基础。

养成良好的睡眠卫生习惯，归纳起来有以下几个方面：

1．睡眠要守时，不要赖床和"恶补"睡眠，即使在周末、休假时也应如此。

2．晚餐以后不要喝咖啡、茶以及含酒精的饮料，也不要吸烟，因为这些都会引起兴奋。

3．饥饿妨碍睡眠，睡前如饥饿的话可稍微吃一点饼干、甜食，喝一杯牛奶等。

4．创造好的睡眠环境，卧室里避免强光、噪音，温度适宜，不要放闹钟，选择合适自己的床、枕、褥、垫等。

5．把卧室作为睡眠的专用场所，入睡前不阅读带刺激性的书报杂志；不要在床上工作，也不要在床上思考今天的烦恼和明天的工作。

6．在下午和傍晚时分定时进行体育运动，有助于睡眠。但失眠者应该注意的是，睡前两小时内不要做剧烈运动。

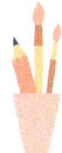

小练一下

选择题

李大爷最近心情不佳，经常失眠，没有服用会引起失眠的药物或疾病，下列除了哪种方法，都可以使用？

A．学习睡眠卫生知识，养成良好的睡眠卫生习惯
B．调整情绪，放松压力
C．规律生活，调整作息
D．无须就医自行服用安眠药

正确答案：D．无须就医自行服用安眠药。使用安眠药须在医生指导下进行。

判断题

睡前不应该吸烟或喝咖啡、茶以及含酒精的饮料，睡前两小时内不要做剧烈运动。

A．对的 　　　　　　　　B．不对

正确答案：A．对的。这些都会使身体兴奋而影响睡眠。

第十二节
万一小虫入耳怎么办？

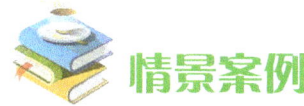 **情景案例**

王先生逛公园的时候，突然有只小虫飞进了耳朵，他应该怎么办？可以用手挖吗？

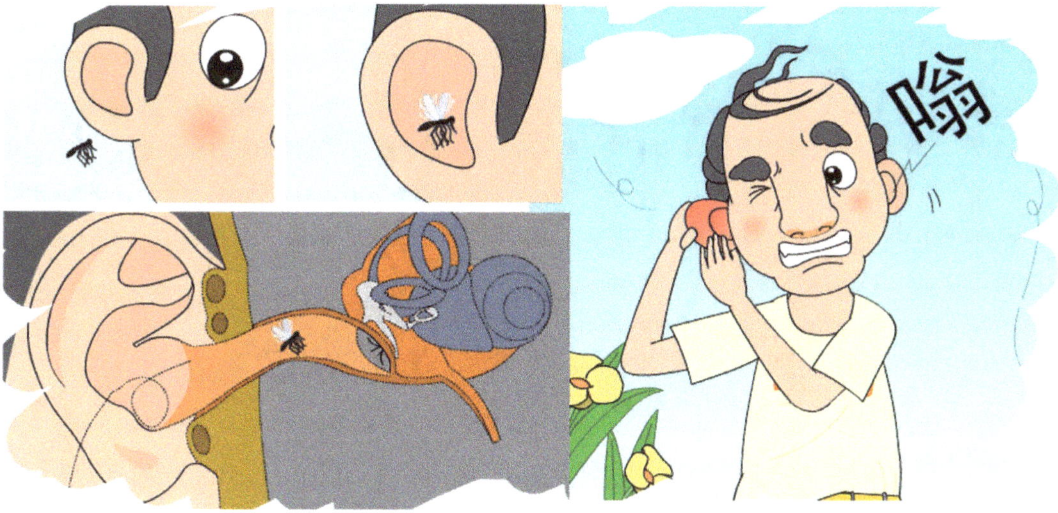

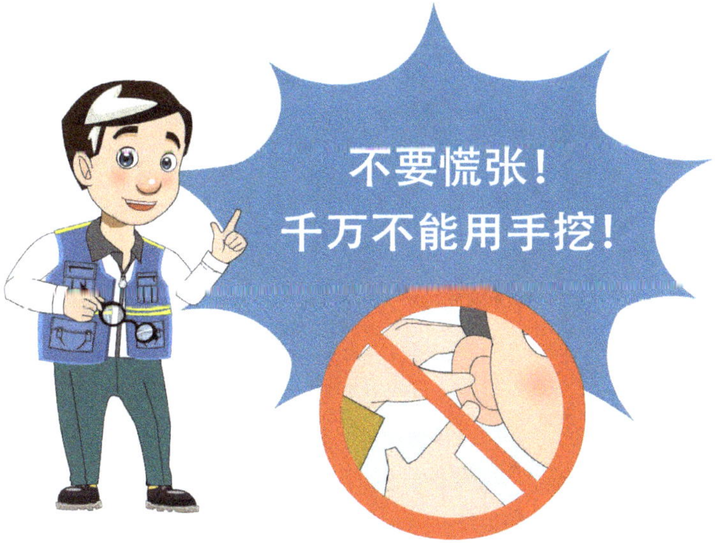

不要慌张！
千万不能用手挖！

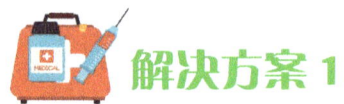

解决方案1

滴油法

准备工具

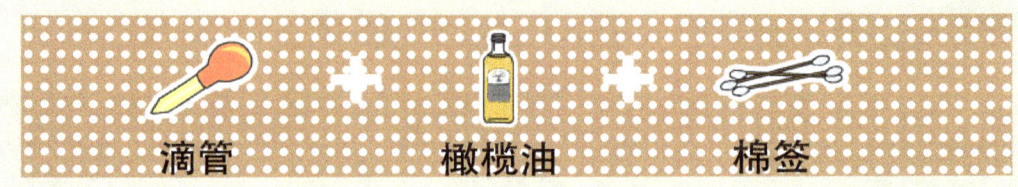

滴管　　橄榄油　　棉签

❶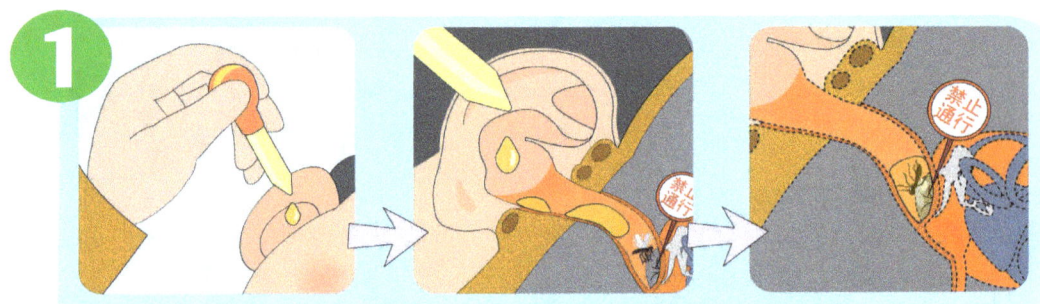

滴进3～5滴甘油、橄榄油、麻油等油质液体。

❷ 等待2～3分钟。

❸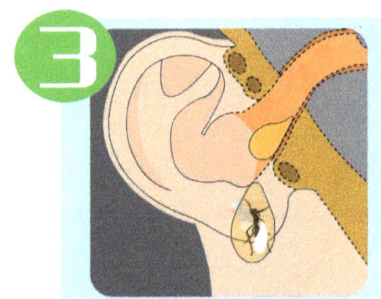

把头歪向患耳一侧，小虫就会随着油流淌出来。

❹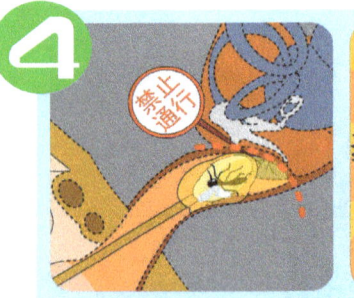

若流不出再用棉签蘸出或者钩出虫体。

解决方案2

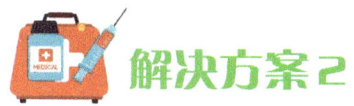

灌水法

准备工具

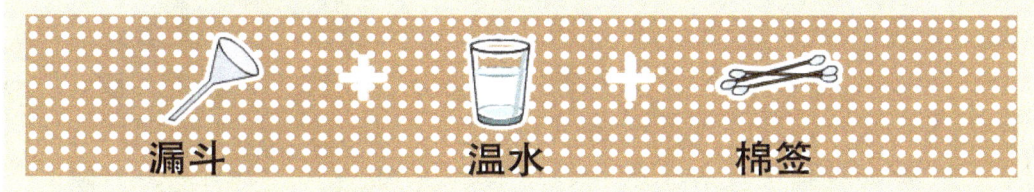

漏斗　　温水　　棉签

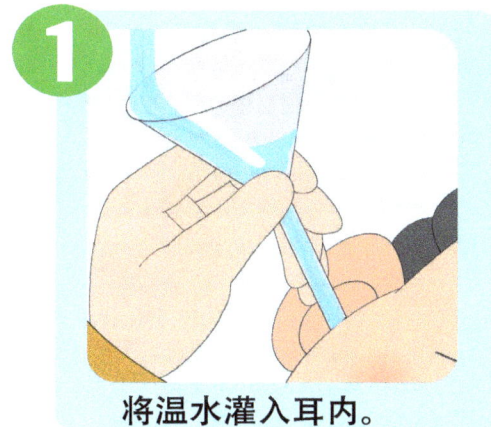

① 将温水灌入耳内。

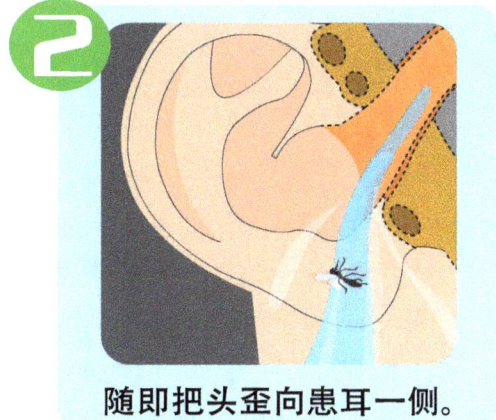

② 随即把头歪向患耳一侧。

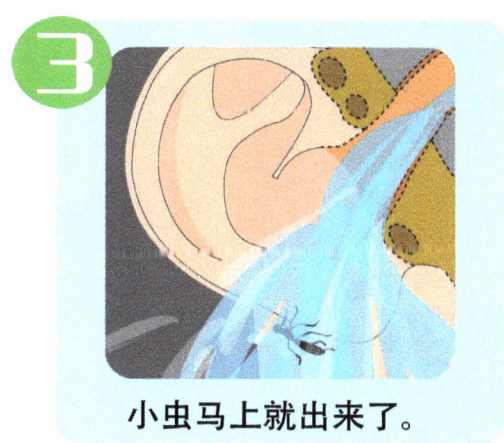

③ 小虫马上就出来了。

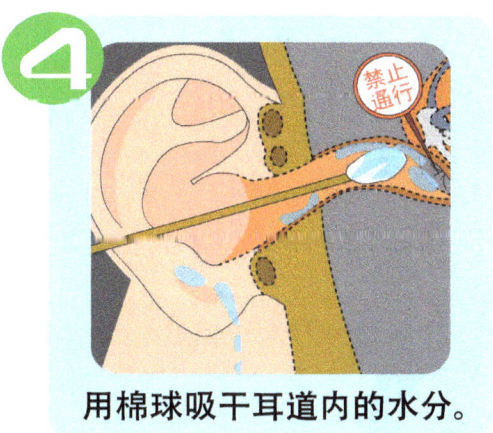

④ 用棉球吸干耳道内的水分。

小贴士

1. 在使用棉签时，要谨慎小心地操作，不可乱戳乱捅，以免使小虫进入耳道更深处，划伤外耳道甚至造成鼓膜损伤。当急救措施仍无效时，一定要将患耳朝下，立即去医院就诊。

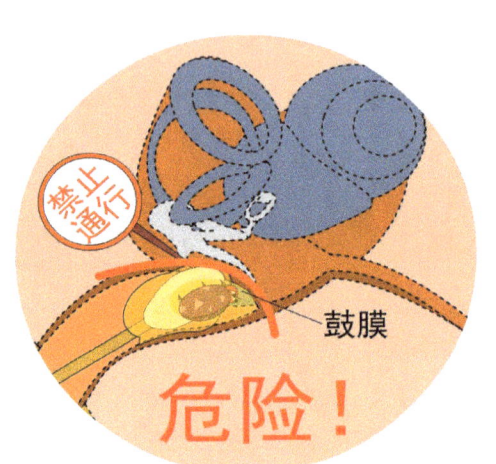

鼓膜

危险！

2. 若本身就有外耳道炎症等情况，应立即前往医院，不要自行滴油或灌温水，以免加重炎症。

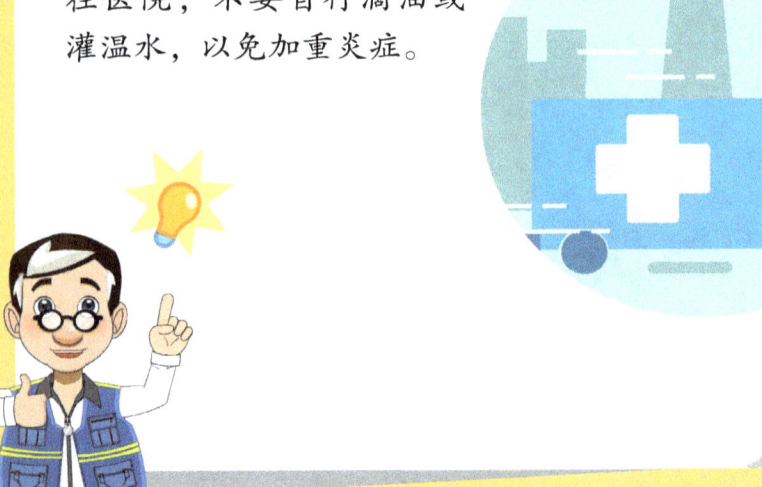

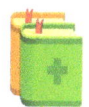 **多知道点**

对付飞入耳朵的小虫,民间有一种办法是利用虫子的趋光性来引诱。但这种办法并不是对所有虫子都适用,蚊子、飞蛾等具有趋光性,但蟑螂却喜欢往暗处爬,另外光线刺激可能使小虫在狭窄的耳道内横冲直撞,进而损伤外耳道甚至鼓膜,所以不如别去刺激它。

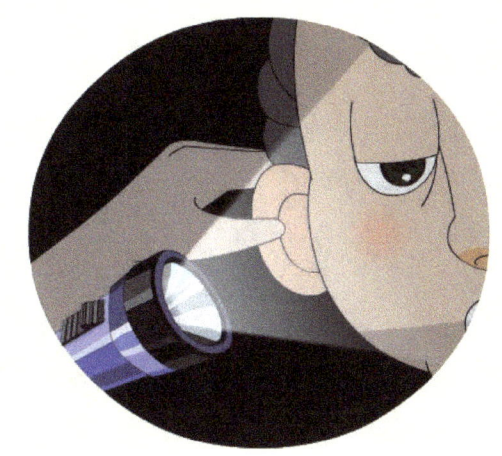

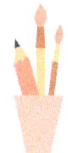 **小练一下**

选择题

小虫入耳后哪项做法正确?(多选题)
A. 立即用挖耳勺或棉签等挖
B. 用手电筒照射
C. 堵住另一侧耳朵,使虫子原路返回
D. 请其他人帮助适量滴油或者灌入干净温水,再歪头倒出油或温水
E. 若本身就有外耳道炎症,应立刻前往医院处理

正确答案:D. 请其他人帮助适量滴油或者灌入干净温水,再歪头倒出油或温水。E. 若本身就有外耳道炎症,应立刻前往医院处理。

第十三节
万一突然恶心、呕吐怎么办？

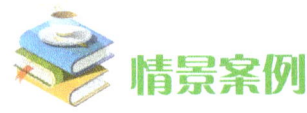
情景案例

王阿姨饭后刷碗的时候，突然感到恶心、呕吐，她一下子慌了神，这可怎么办？

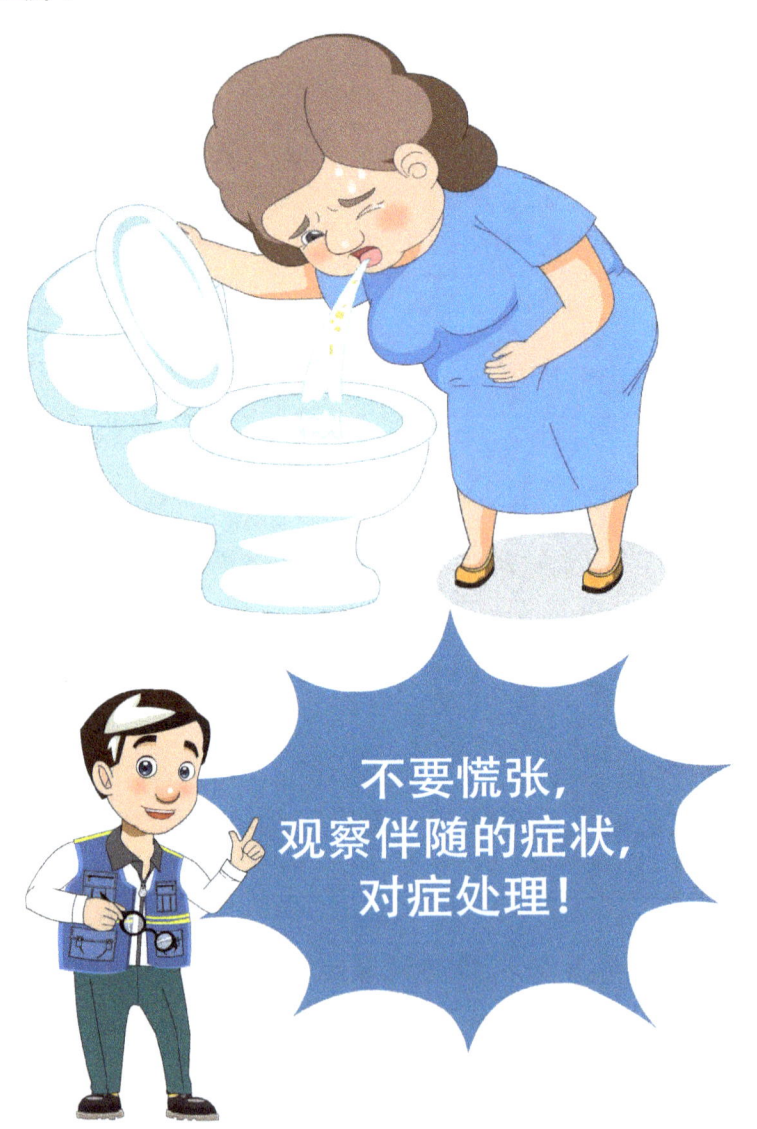

不要慌张，观察伴随的症状，对症处理！

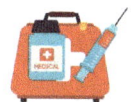 ## 解决方案

1 若出现以下症状之一应立即拨打120急救：

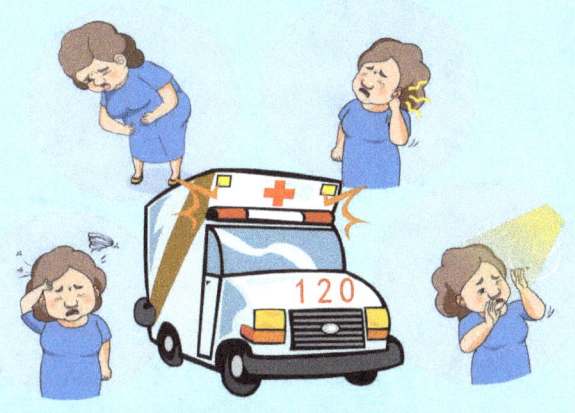

（1）中腹或右下腹疼痛；
（2）头痛或颈强直、畏光；
（3）吐血或有黑便、柏油样便；
（4）意识模糊或昏睡。

2 若出现下列症状之一建议立即就医，医生可能会建议服用相应的药物治疗：

（1）呕吐超过24小时，无法摄入水和食物；
（2）有发热伴腹痛；
（3）出现脱水症状（头昏、尿少尿色加深、易疲劳）；
（4）因恶心、呕吐导致无法服用自己平时因其他原因需服用的药物；
（5）由于手术、服用抗癌药、晕动症（晕船、晕车等）引起的恶心、呕吐。

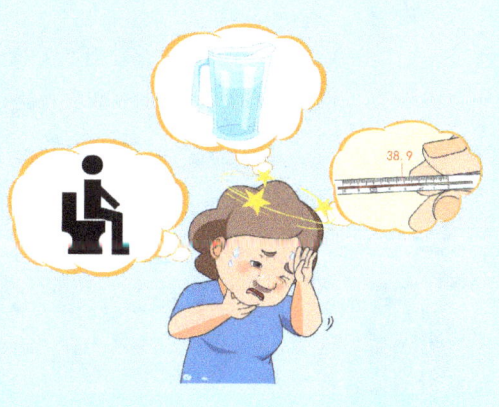

 若只是一过性的恶心、呕吐可采用以下方法缓解：

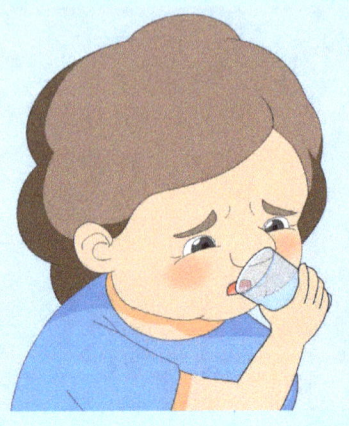

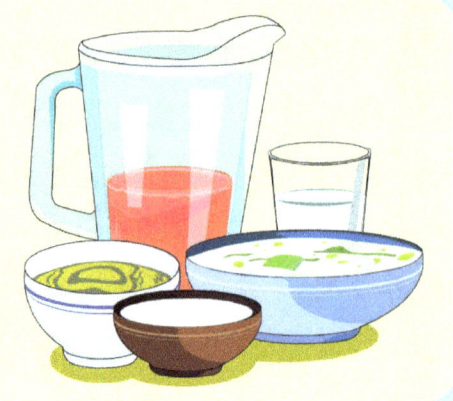

（1）饮用少量清水或运动饮料；

（2）在停止恶心、呕吐前不要吃固体食物，若仍然不止，可吃些白粥、面条等清淡食物。

小贴士

1．饮食不当会加重胃肠负担，反射性地增强胃及小肠逆蠕动，使胃内容物呕吐出体外，起到保持胃肠功能的作用。所以平时切忌暴饮暴食、酗酒、过量食用辛辣食物等。

2．有些老人容易受外界因素的影响，出现精神紧张、焦虑、多疑、失眠等，均可引起大脑皮层的功能失调，从而兴奋延髓的呕吐中枢，出现进餐时或餐后不久即发生的恶心、呕吐，医学上称为神经性呕吐，因此，老年人应注意加强心理卫生和情绪疏导。

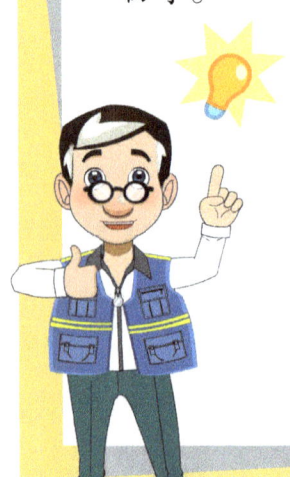

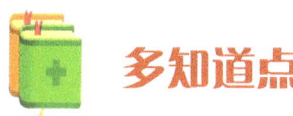 多知道点

哪些疾病会引起恶心、呕吐

呕吐是胃内容物反入食管，经口吐出的一种反射动作。可分为三个阶段，即恶心、干呕和呕吐，但有些呕吐可无恶心或干呕的先兆。呕吐可将咽入胃内的有害物质吐出，是机体的一种防御反射，有一定的保护作用，但大多数并非由此引起，且频繁而剧烈地呕吐可引起脱水、电解质紊乱等并发症。

临床上有许多胃肠道疾病可引起呕吐（不应随意服用甲氧氯普胺等止吐剂），但各有其特点：溃疡病、胃炎呕吐后症状可减轻，而胰腺炎、胆道疾病发生反复呕吐后腹痛常不能缓解；呕吐物中有血迹或呈咖啡样，提示上消化道出血，若为粪性呕吐物则提示低位肠梗阻、胃结肠瘘等；胃肠梗阻可引起反复呕吐，幽门梗阻时常有胃型、胃蠕动波、震水声存在，而肠梗阻时则可见肠型及肠鸣音亢进。

有些非胃肠疾病常伴有恶心、呕吐。如肾脏疾病导致肾功能不全、尿毒症，常在早晨起床后、进餐前发生呕吐；急性心肌梗塞发作时，除胸痛、胸闷、出汗外，常伴有恶心、呕吐；脑血管意外、高血压急症、糖尿病酮症酸中毒等均可引起呕吐。

另外，老年人由于患某种疾病，常需服用某些药物，尤其长期服用时，可引起胃肠反应发生呕吐。如阿司匹林、吲哚美辛、地高辛、复方新诺明、红霉素等。

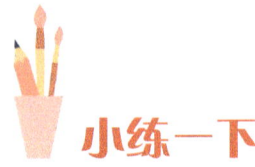 **小练一下**

选择题

张大爷昨天早餐后开始有恶心、呕吐,吃点东西喝点水就吐出来,已经超过一天了,应该怎么办?

A．喝点清水,吃些白粥、面条等清淡食物继续观察
B．躺在床上再休息,继续观察一天
C．自己找些胃复安等止吐剂服用
D．立即前往医院就医

正确答案:D．立即前往医院就医。恶心、呕吐超过24小时要考虑可能是由疾病引起,须前往医院检查确诊。

判断题

如果出现恶心、呕吐伴有发热腹痛等应立即就医。
A．对的　　　　　　　　B．不对

正确答案:A．对的。发热腹痛提示可能有胃肠道疾病,须就医确诊,从而对症治疗。

第十四节
万一突然头痛怎么办？

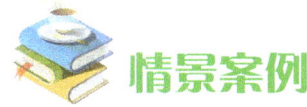情景案例

李阿姨看了一晚上电视剧，从沙发上站起来的时候突然感到头痛，这可怎么办才好？

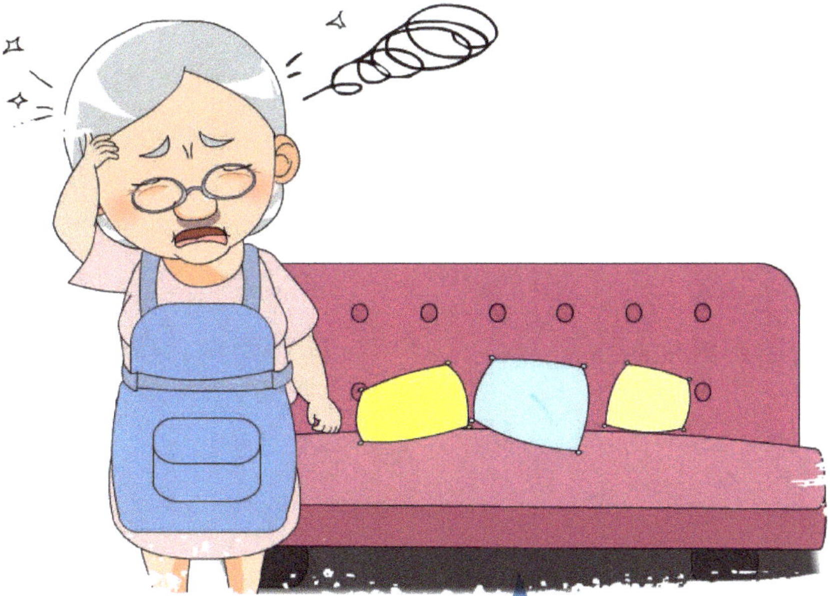

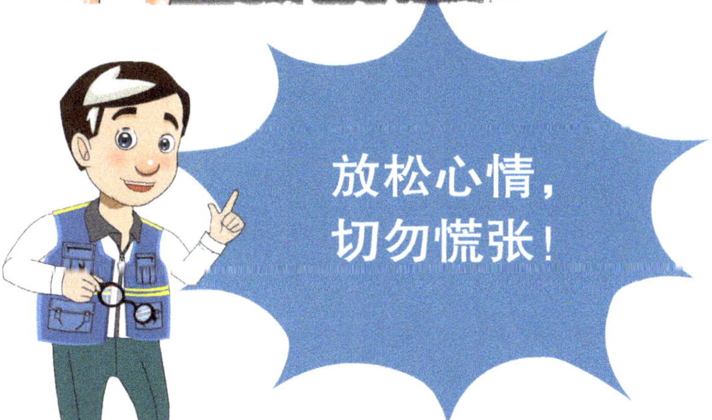

放松心情，切勿慌张！

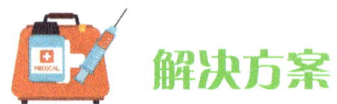

解决方案

自我护理

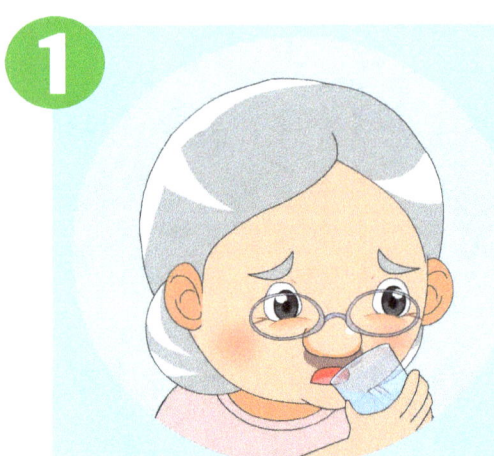

1. 应让李阿姨多喝点水,脱水会引起或加重头痛。

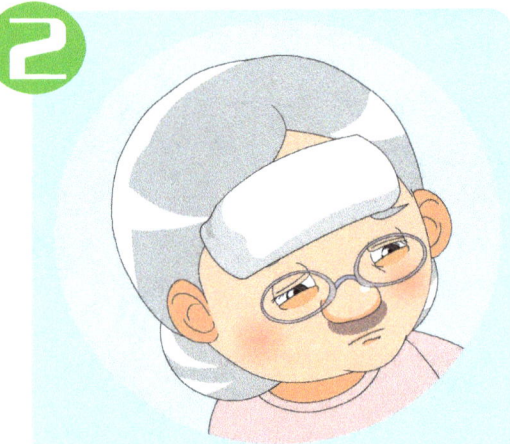

2. 用冷毛巾或冰块冷敷前额、前额两侧、项背等部位。

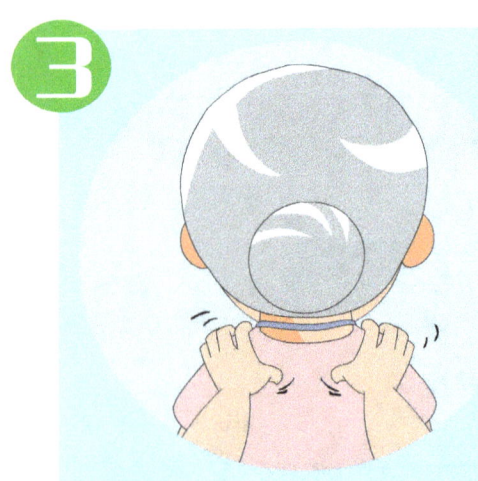

3. 按摩李阿姨的颈部、背部,缓解肌肉紧张。

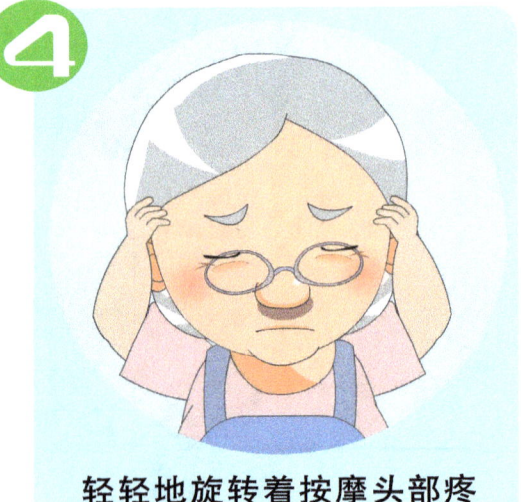

4. 轻轻地旋转着按摩头部疼痛区域。

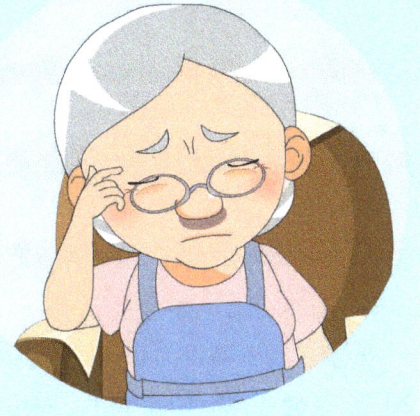 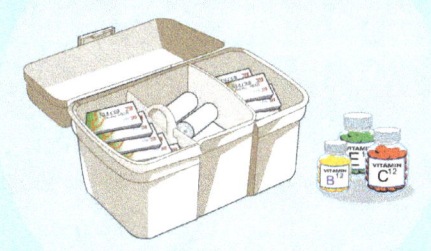

让李阿姨在安静的房间休息或者洗个热水澡。

如果这些方法都不能缓解疼痛的话，可以从小药箱中取一些镇痛药，如布洛芬、阿司匹林、对乙酰氨基酚等，按说明书要求服下。

若出现以下情况应该立即就医

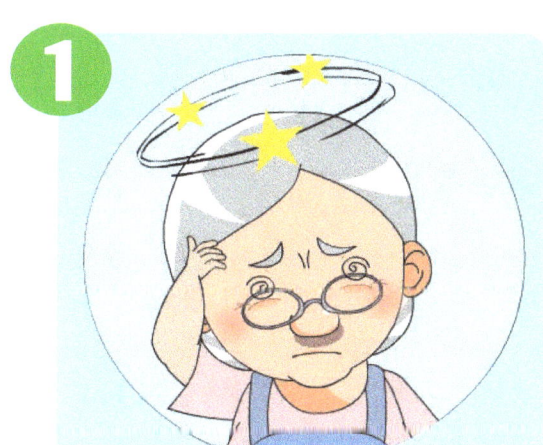 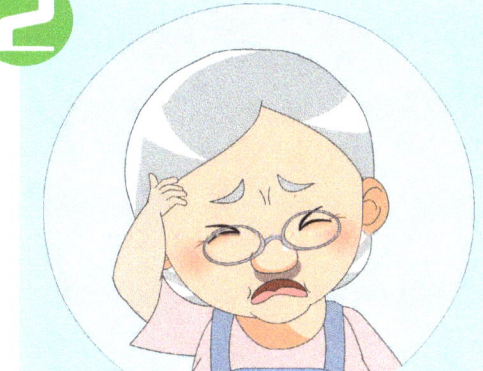

头部外伤引起的头痛。头痛伴有头晕、语言障碍、意识模糊或其他神经系统症状。

剧烈的头痛突然发作。服用止痛药物后头痛依然加重。

小贴士

几乎每个人都有过头痛的经历，有些是由于过度紧张引发头部肌肉紧张所致，休息、按摩、放松一下就会好。但值得警惕的是，也有一些是由疾病引发，如屈光不正、严重高血压、轻微外伤后慢性血肿、甚至颅内动脉瘤和脑肿瘤。因此老年人突然出现剧烈的头痛需要特别注意，这往往是严重疾病的先兆或初始症状。

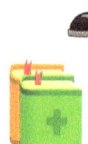

多知道点

老人如何预防头痛

1．春、秋季注意头部保暖。

2．学会放松精神，多听舒缓优美的音乐有助于精神愉悦，预防头痛。

3．自我按摩可减少头痛的发生，平时可用指尖像洗头样轻压或梳头式按摩。

4．保证良好睡眠，注意睡眠卫生，不要用俯卧睡姿，会使头颈部某些肌肉紧张而引起头痛。

5．及早治疗，专家认为对付头痛的最好办法是在头痛刚出现时，即在萌芽状态时在医生的指导下及时治疗。

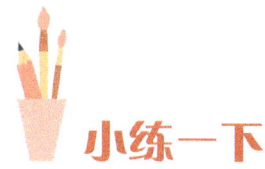

小练一下

选择题

王奶奶近来常担心子女家事,偶尔会出现轻微头痛,下列哪种处理方法是错误的?

A. 头痛时用冷毛巾或冰块冷敷前额、前额两侧、项背等部位
B. 轻轻地旋转着按摩头部疼痛区或者颈部、背部肌肉
C. 头痛时在安静的房间休息或者洗个热水澡
D. 头痛坚持忍耐一下就好

正确答案:D. 头痛坚持忍耐一下就好。头痛应及早处理,对付头痛的最好办法是在头痛刚出现时在医生的指导下及时治疗,否则有加重的可能。同时头痛有可能是由疾病引发,不能大意。

判断题

剧烈的头痛突然发作时应立刻就医。

A. 对的　　　　　　　　B. 不对

正确答案:A. 对的。剧烈头痛突然发作往往是严重疾病的先兆或初始症状,须立刻就医。

第十五节
万一脚踝扭伤怎么办？

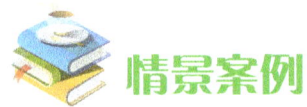 **情景案例**

张奶奶平时喜欢运动健身，一天慢跑时不小心扭伤了脚，疼得不能动。情况紧急，张奶奶该怎么办呢？

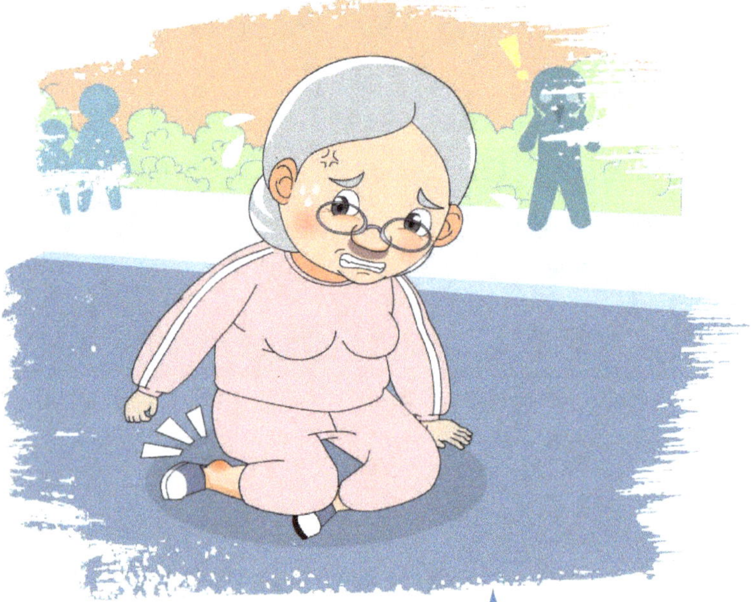

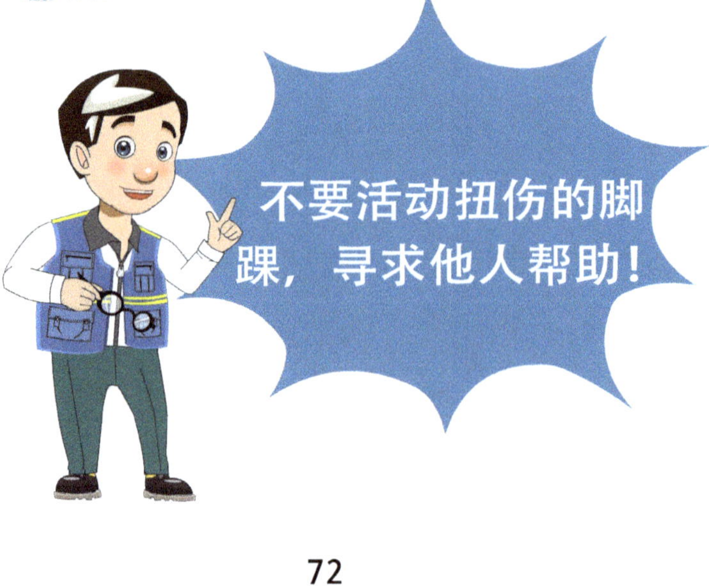

不要活动扭伤的脚踝，寻求他人帮助！

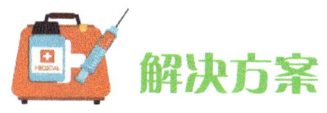 **解决方案**

老人应该立刻停止活动，求助周围人或者联系亲属将其抬回家中。

① 控制肿胀：

（1）去除脚踝处的脚环（如果有的话）；

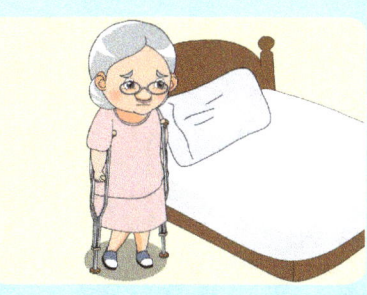

（2）休息患侧脚踝，如果需要走动应使用拐杖；

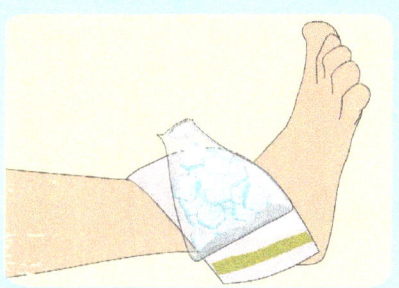

（3）扭伤后48小时内，最好每隔2~3小时冰敷脚踝疼痛处，每次20~30分钟（如果没有冰块，可以用冷水打湿的毛巾代替）；

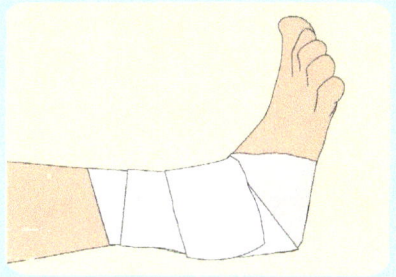

（4）使用夹板、布条、绷带或弹力护踝包扎轻压患侧脚踝；

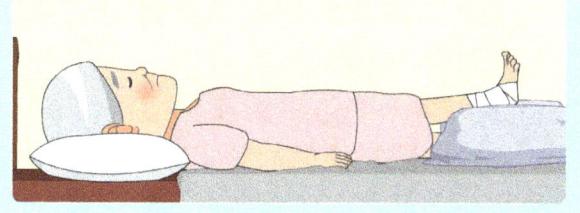

（5）扭伤后前48小时尽量保持患侧脚踝关节高于心脏水平。

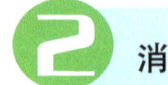 消炎镇痛：

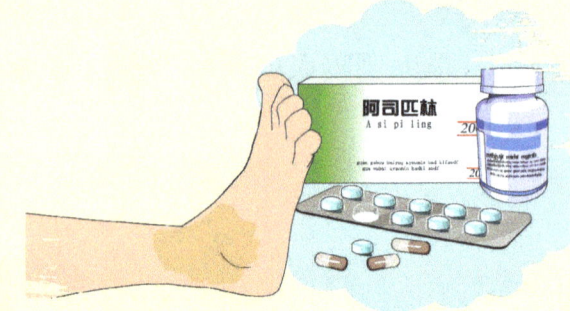

（1）服用镇痛药，如布洛芬、阿司匹林、扑热息痛等，或其他活血化瘀的中药制剂（但若有基础疾病或同时在服用其他药物，须先咨询医生）；

（2）可在冰敷结束后，选择外敷一些活血化瘀的软膏或喷剂。

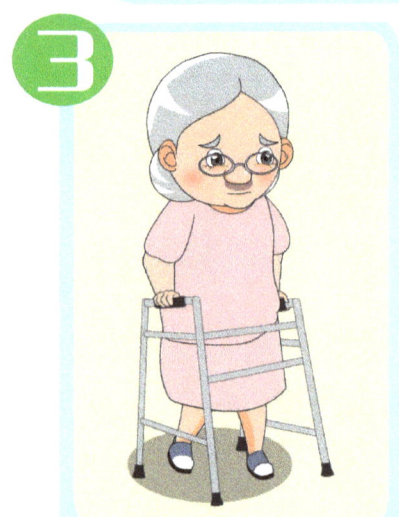

适当的恢复性锻炼，可促进血液循环和关节复位，以达到促进康复的功效。

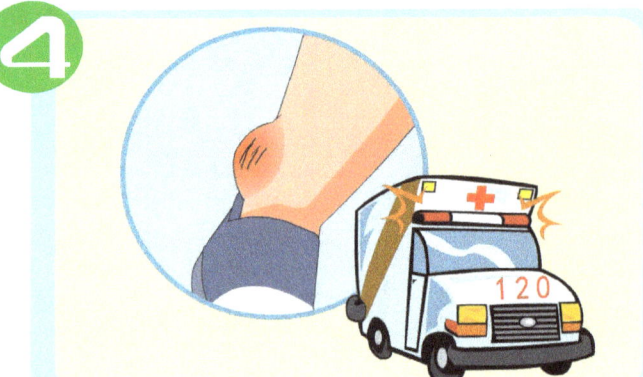

若出现以下情况须立刻前往医院就诊：

（1）患侧脚踝已完全无法负重，有关节不稳定或有麻木感，这可能意味着关节韧带完全撕裂（在前往急救中心路上须使用冰袋冰敷）；

（2）脚踝损伤区有皮肤破溃红肿，表示可能存在感染；

（3）同一部位脚踝反复扭伤；

（4）严重扭伤时，延迟或不当治疗可能导致长期的关节不稳定或慢性疼痛。

小贴士

1. 亲爱的爷爷奶奶，万一您遇到脚踝扭伤这种情况，记住一定要尽快找到合适的地方平躺，脚踝千万不能乱动，防止二次受伤。

2. 同时，在扭伤的48小时之内，是不能进行热敷的，也不能用热水泡脚，以免扭伤的地方肿胀更严重。

3. 在日常生活中，您要多注意保护脚踝，运动前要先热身，运动时应穿着合适的运动服和能够保护脚踝的高帮运动鞋。

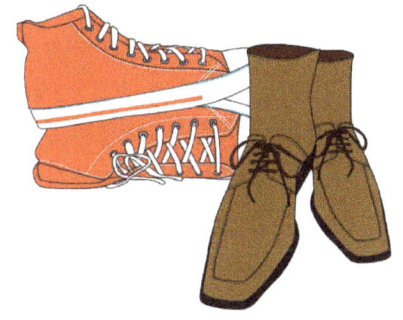

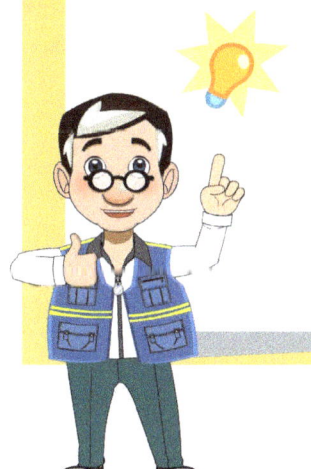

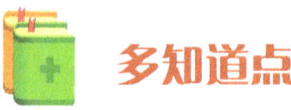

多知道点

运动前"热身"以防脚扭伤

运动前进行5～10分钟的准备活动(活动踝、膝、腕关节)，能增加肌肉的伸展性、柔韧性和弹性，预防关节扭伤、肌肉与韧带拉伤、肌腱与小腿肌痛等多种运动损伤的发生。而且准备运动结束后到正式开始运动前的时间间隔最好不要超过15分钟。此外，预防脚扭伤还要注意不要在不平坦的路面运动，有跳跃动作的运动还要注意落地时要平稳，运动时穿鞋底柔软的高帮鞋。

运动后疲劳及其应对

运动后疲劳多是由于运动量大、没有循序渐进、运动后休息不充分所造成的，因为剧烈运动时肌肉组织发生无氧代谢。产生乳酸，乳酸大量堆积，刺激神经末梢，就会让人出现全身疲劳、酸痛的感觉。

生活中不少老人，特别是糖尿病患者在运动后常会出现精疲力尽、头痛、晕、虚等运动后疲劳的症状。因此，喜欢运动的爷爷奶奶，尤其是一些过度苛求自己通过运动控糖的糖尿病患者，刚开始进行运动时，需根据自身的适应情况，循序渐进地增加运动量。以运动后感觉有微汗及轻度肌肉酸疼，经过5～10分钟的短暂休息，心率能恢复到运动前的水平，且运动后感觉轻松、愉快，食欲和睡眠良好，次日精力充沛为宜。

若已经出现运动后疲劳怎么办？运动结束后别忘"冷身"和按摩，运动结束后做5～10分钟的整理运动，如抖动肌肉和伸展肢体的运动，有助于降低运动后疲劳的症状。您还可以用双手自肢体远端到近端进行按摩。此外，在运动后及时补充水分(每20分钟饮水1次，每次不超过250毫升)，运动结束半小时后洗个温水澡(水温要控制在35摄氏度～37摄氏度)，多吃些豆类等富含蛋白质和富含B族维生素、维生素C的食物，保证8小时以上的充足睡眠等方法都能有效缓解运动后疲劳的症状。

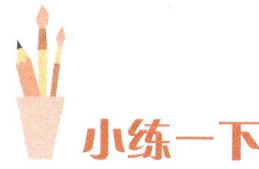
小练一下

选择题

万一发现不小心扭伤了脚,首先应该做什么?
A. 如果还能忍住,可坚持慢慢走回家再休息治疗
B. 休息后立即热敷,促进恢复
C. 立刻停止扭伤脚踝的活动,48小时内冰敷
D. 虽然这处脚踝已反复扭伤了许多次,但只要好好休息仍能恢复好

正确答案:C. 立刻停止扭伤脚踝的活动,48小时内冰敷。扭伤关节不可再继续运动防止加重损伤,而伤后立即热敷会加重关节肿痛,反复扭伤应就医查明原因。

判断题

扭伤后在冰敷的同时,应尽量保持扭伤关节高于心脏水平。
A. 对的　　　　　　　B. 不对

正确答案:A. 对的。使扭伤关节高于心脏水平有利于损伤处渗出液回流,缓解关节肿胀。

第十六节
万一突然牙痛怎么办?

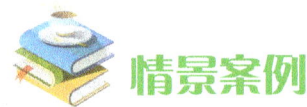
情景案例

一天,退休司机张师傅正在吃饭,忽然感到牙齿疼痛。牙疼不是病,疼起来要人命,张师傅该怎么办呢?

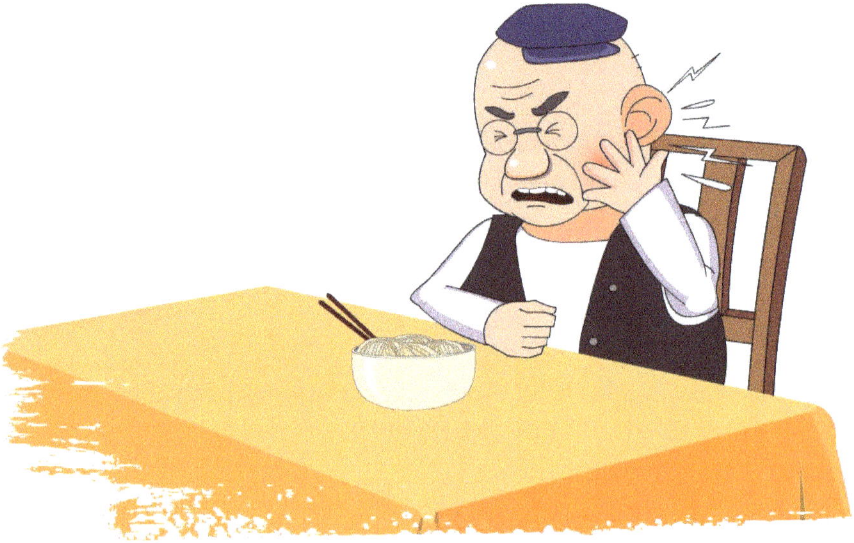

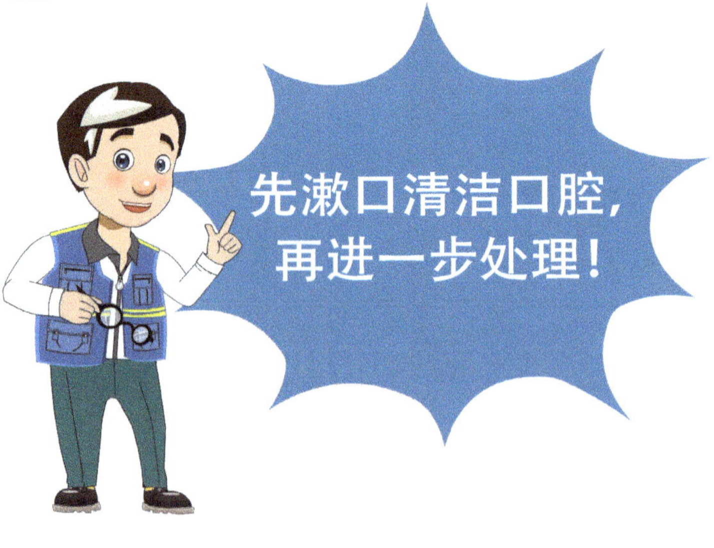

先漱口清洁口腔,再进一步处理!

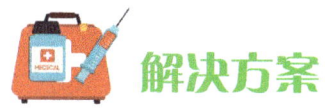 **解决方案**

1 清洁口腔：

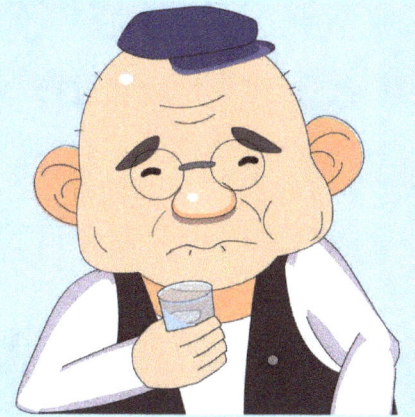

（1）用温水漱口；

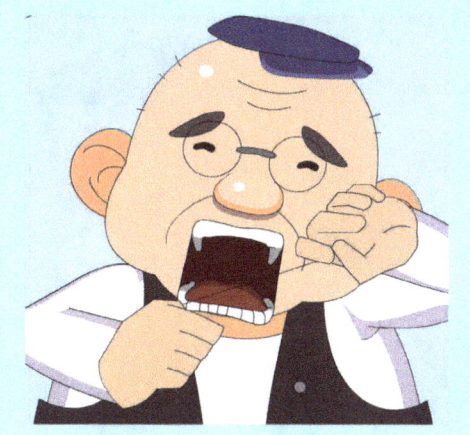

（2）用牙线去除牙齿间的食物颗粒等异物。

2 控制肿胀和疼痛：

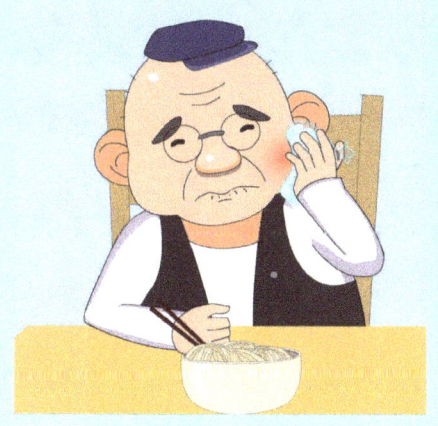

（1）冷敷口部或面颊外；

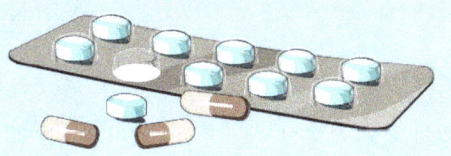

（2）使用非处方止痛药止痛（如泰诺、布洛芬），但不要让药剂直接接触疼痛处的牙龈，以免损伤其牙龈组织。

 若出现以下情况应当立即就医：

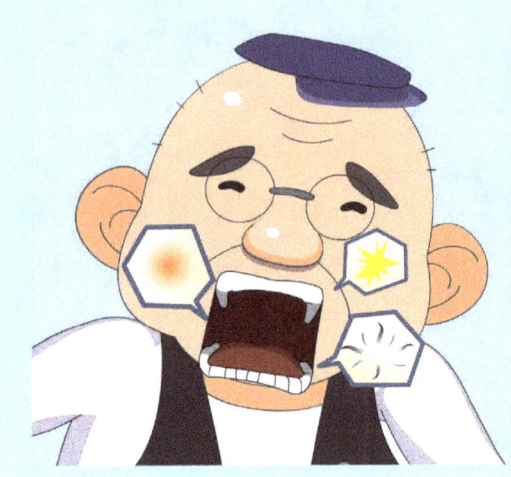

（1）疼痛持续超过1天；
（2）有发烧；
（3）出现感染的症状：如牙龈红肿、咬牙痛、口腔有异味等；
（4）出现呼吸或吞咽困难。

小贴士

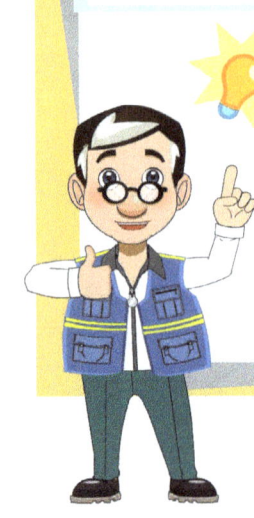

对老年人来说，牙痛背后可能隐藏着更严重的原因，必须引起注意。大量研究结果表明，口腔疾病与糖尿病、心脏病、卒中等全身性疾病有关，若有相关病史须注意。

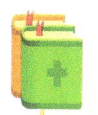
多知道点

牙痛的原因

牙痛最常见的原因是龋齿：口腔中的细菌依靠食物中的糖和淀粉生长并附着在牙齿表面形成菌斑，继而产生酸，损伤牙釉质而形成龋齿。其早期症状是吃甜食、冷或热的东西时有痛感出现。

牙痛的其他原因可能包括：
- 牙缝间的食物和碎片残留，特别是齿间距大者；
- 牙根或牙龈感染；
- 牙齿外伤，如打击、撞击或突然咬到坚硬的食物而引起的牙体、牙髓和牙周组织损伤，会发生牙震荡、折断，甚至脱落等情况；
- 牙龈裂或完全牙裂；
- 鼻窦感染，可引起牙痛；
- 其他全身性疾病，如糖尿病、心脏病、卒中等。

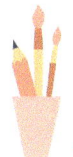
小练一下

选择题

关于牙痛，以下哪个说法是错误的？

A. 自我护理的步骤是：（1）清洁口腔；（2）冷敷、服用止痛药消肿止痛；（3）若超过1天仍无缓解应就医查明原因
B. 牙痛可能由糖尿病或心脏病等全身性疾病引起
C. 牙痛可能是由龋齿或咬到硬东西引起
D. 虽冷敷、服用止痛药1天，牙痛仍没有好转，但只要能忍住疼痛就可以继续观察2天再就医

正确答案：D．虽冷敷、服用止痛药1天，牙痛仍没有好转，但只要能忍住疼痛就可以继续观察2天再就医。牙痛持续超过1天应立即就医查明病因。

判断题

牙痛时有牙龈红肿，可以在肿胀的牙龈处涂碘甘油，帮助消炎。

A．对的 　　　　　　　　B．不对

正确答案：A．对的。在肿胀的牙龈上涂碘甘油是可以帮助消炎的。

第十七节
万一食物中毒了怎么办？

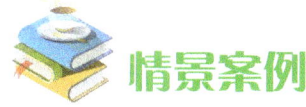

情景案例

一天中午，李奶奶吃饭之后突然感觉肚子疼，想呕吐，疑似食物中毒，一旁的老伴急得团团转，这该怎么办呢？

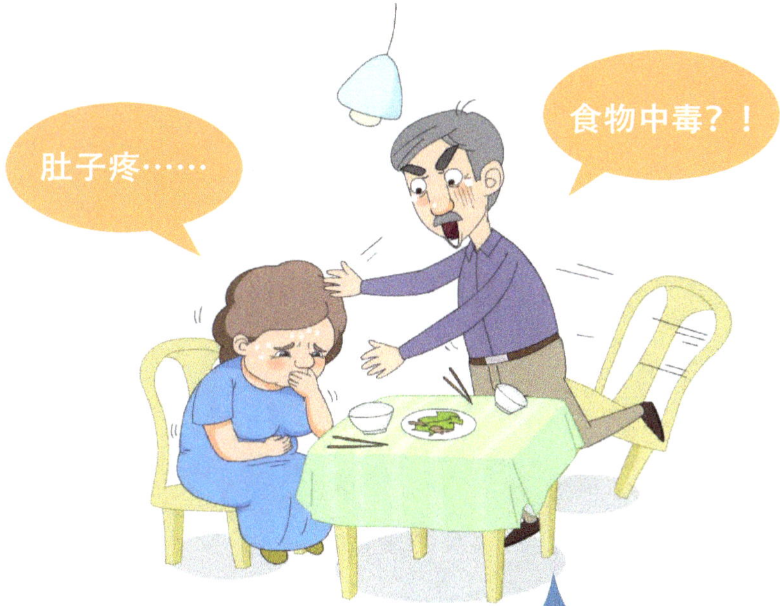

肚子疼……

食物中毒？！

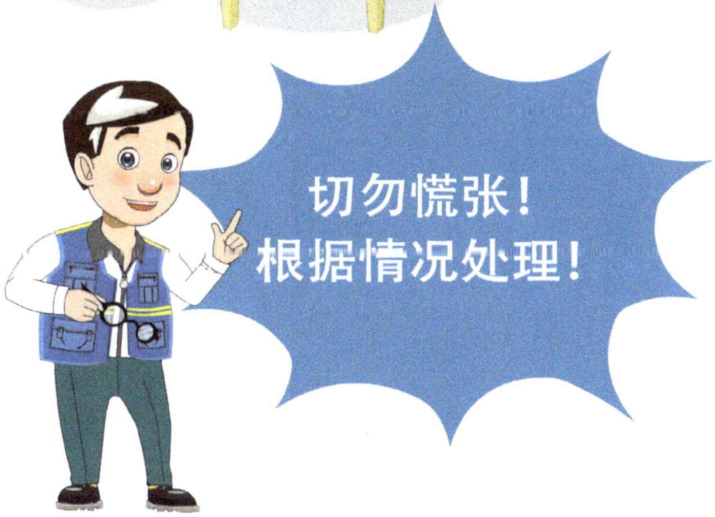

切勿慌张！
根据情况处理！

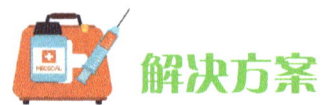 **解决方案**

若出现以下情况应立即寻求急救

1

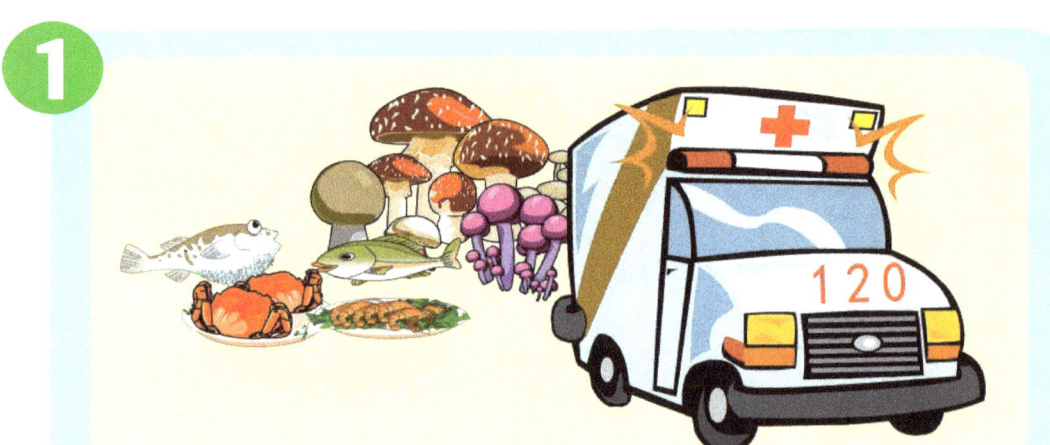

食物中毒可能是因食用了海鲜或者蘑菇引起的。

2

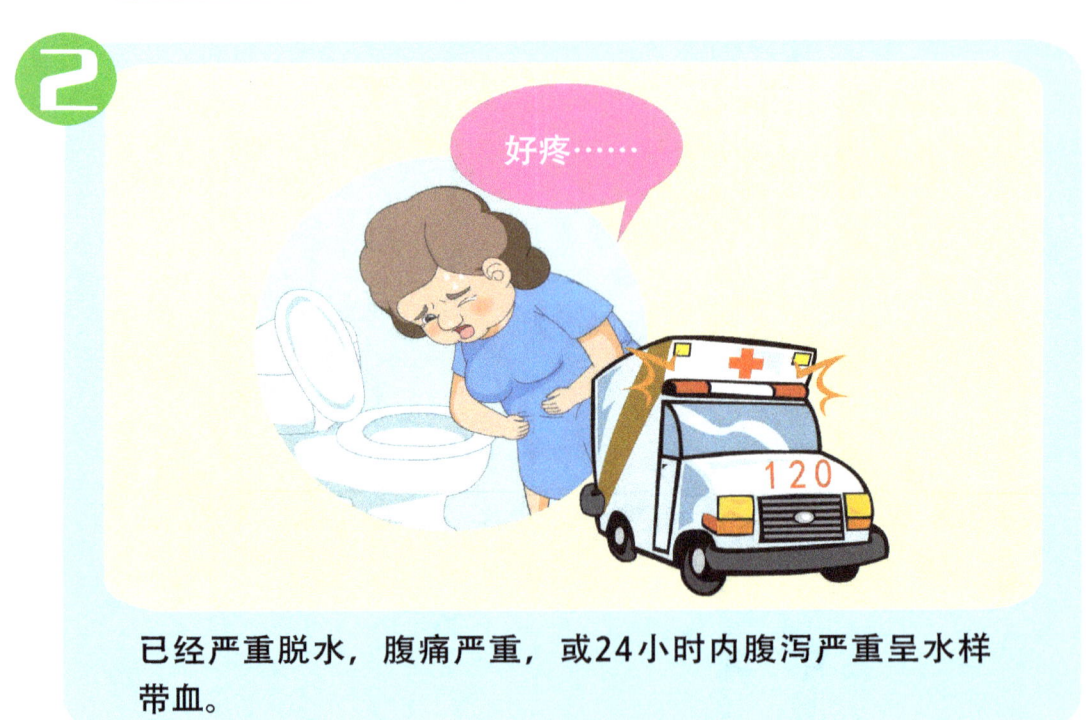

已经严重脱水，腹痛严重，或24小时内腹泻严重呈水样带血。

自我护理

 控制恶心呕吐：

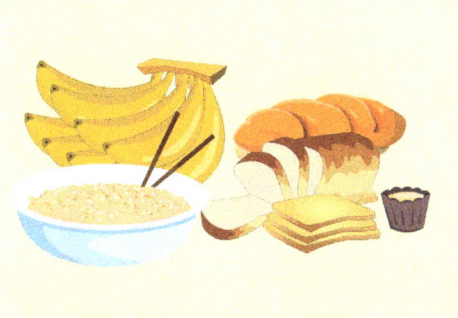

（1）清淡饮食，如香蕉、面条、粥或面包等，在停止呕吐前不要吃块状食物；

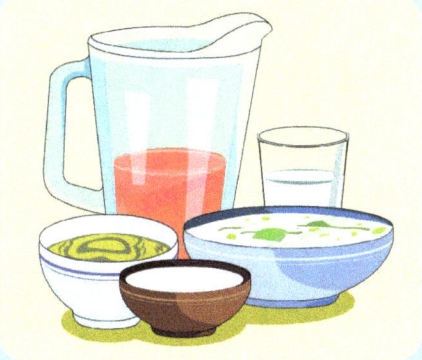

（2）喝些清淡液体有助于避免呕吐；

（3）不要吃油炸、油腻、辛辣、甜的食物；

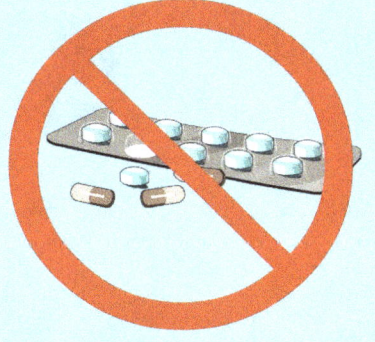

（4）不要在没有咨询医生的情况下，自行服用抗恶心或抗腹泻药物，这可能会使某些类型的腹泻更严重。

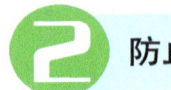 防止脱水：

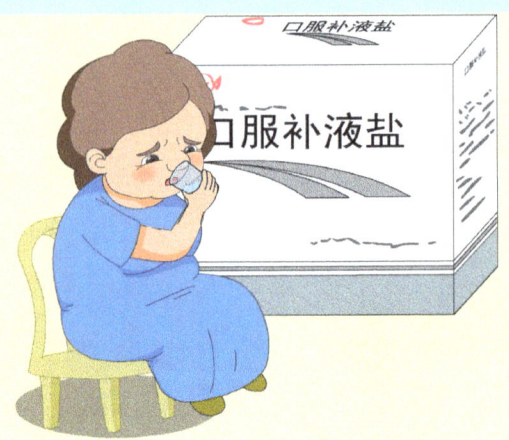

（1）喝清淡的液体，一开始小口慢慢饮用，逐渐加量；
（2）如果呕吐和腹泻持续超过24小时，可喝口服补液盐。

 经过以上处理后，若出现以下症状应联系医生就诊：

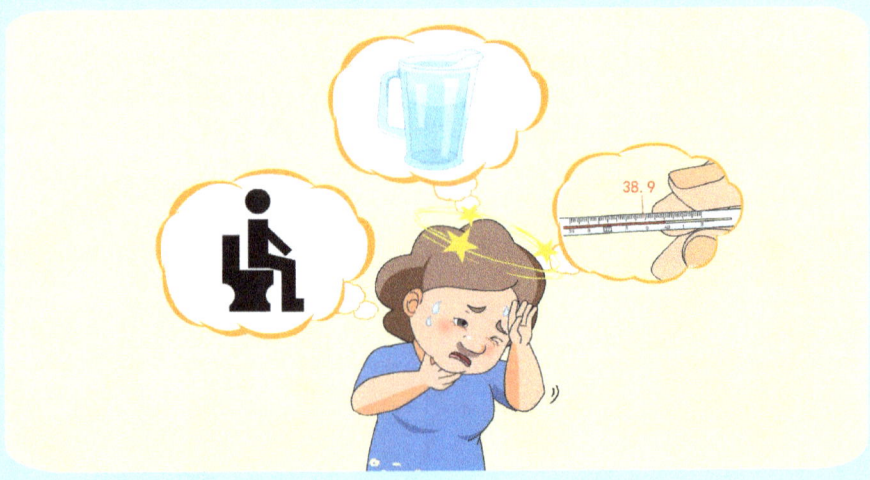

（1）持续恶心、呕吐或腹泻；
（2）腹痛严重；
（3）发烧；
（4）便血或黑便；
（5）呕吐加重或呕血；
（6）出现脱水症状，如口干、小便减少、头晕、易疲劳或心率及呼吸加快。

小贴士

在送往医院的过程中,应注意保暖,防止受凉;对于因呕吐而昏迷的病人,应让他的头部侧向一边,以免呕吐物呛入气管。

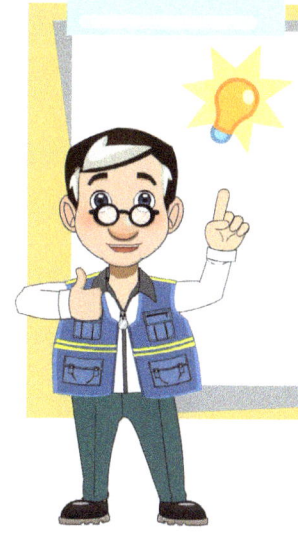

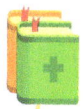 **多知道点**

食物中毒的原因

1．病毒、细菌、寄生虫或毒素等有毒物质,在加工、生产或制作过程中污染了食物或饮料。
2．家中食材烹饪或处理不当。

如何避免食物中毒

1．不要食用未经消毒的牛奶或奶制品。
2．购买或食用任何食品前检查其是否在保质期内。
3．不要吃生的食物,如生牛肉、鸡肉、鸡蛋或鱼。
4．不要吃有异味的食品。
5．不要在室温解冻食品,推荐三种安全的解冻法:放入冰箱保鲜层解冻,放进冷水中解冻,或者用微波炉来解冻——如果用微波炉解冻,那么解冻后必须立刻烹煮。
6．冰箱中的生食和熟食应分开储存以防交叉污染。
7．处理食物前,应彻底清洁双手和厨具。
8．不要购买有凹陷、裂缝或其他包装缺损的罐头或瓶装食物。

小练一下

选择题

若怀疑自己食物中毒,以下哪种处理是错误的?
A. 喝清淡的液体,小口慢慢饮用然后逐渐加量
B. 清淡饮食,如香蕉、面条、粥或面包等,在停止呕吐前不要吃块状食物
C. 若恶心呕吐有好转,可以吃些自己喜欢的油炸、油腻、辛辣、甜的食物
D. 若怀疑食物中毒可能是因食用了海鲜或者蘑菇引起的,应立即拨打120急救。

正确答案:C. 若恶心呕吐有好转,可以吃些自己喜欢的油炸、油腻、辣、甜的食物。油炸、油腻、辛辣、甜等刺激性食物可能会加重恶心、呕吐。

判断题

持续恶心、呕吐、腹泻或出现脱水症状应该前往医院就诊。
A. 对的
B. 不对

正确答案:A. 对的。说明病情延续或加重,须寻求医生进一步治疗。

第十八节
万一落枕怎么办？

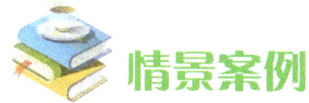 **情景案例**

一天，李伯伯起床后发现自己肩膀、脖子疼痛，感觉是落枕了，他应该怎么办？

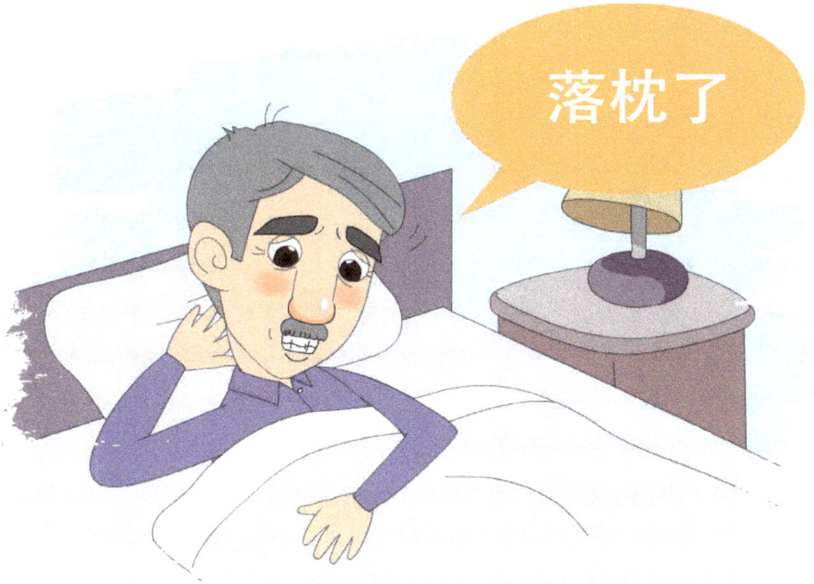

落枕了

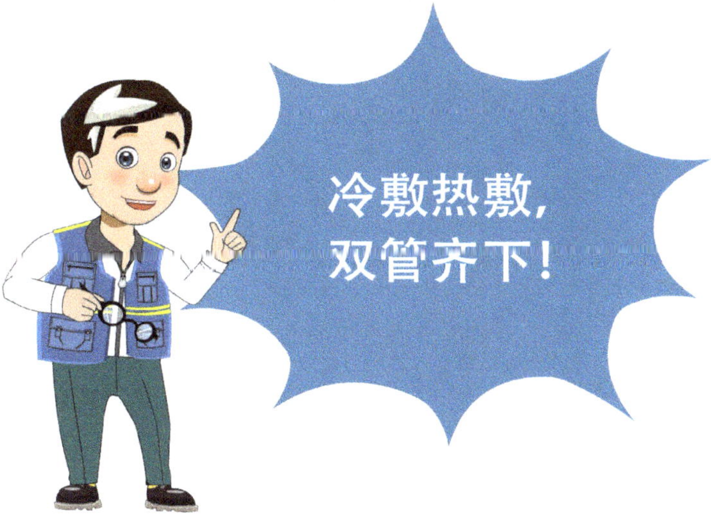

冷敷热敷，双管齐下！

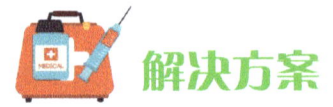 **解决方案**

落枕在日常生活中十分常见,疼痛一般持续2~3天,不作治疗即可康复。如果希望减轻痛苦及早恢复,可作以下处理:

❶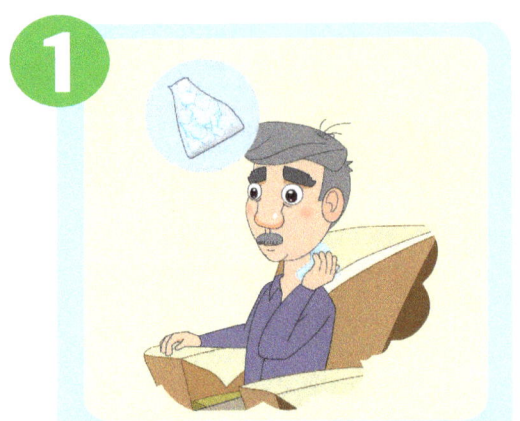

冷敷:落枕在24~48小时内最好冷敷,可用毛巾包裹细小冰块敷患处,每次15~20分钟,每天2次。

❷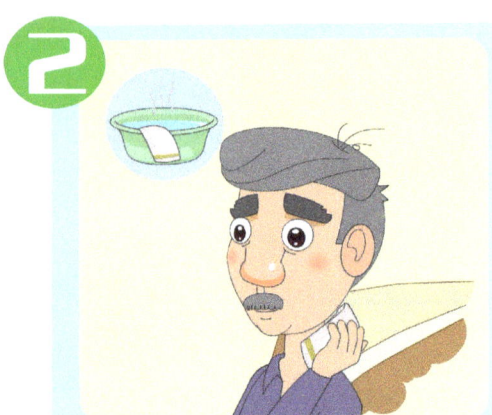

热敷:待疼痛减轻后方可用热敷,可用热毛巾亦可用红外线照射。

❸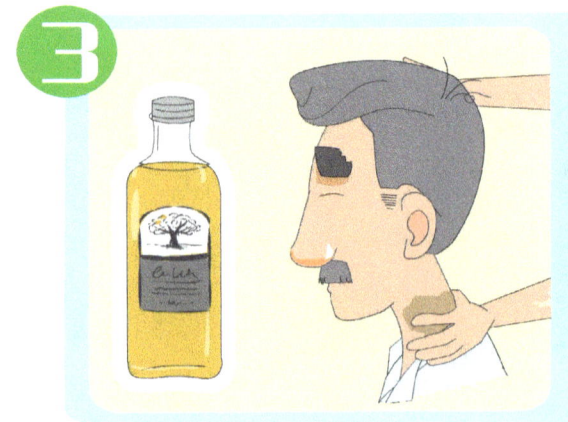

按摩:患者取坐位,患肩涂少许红花油或舒筋油,医者站在患者后方,左手扶住患者头顶位置,用右手拇指放在患肩疼痛处轻柔按摩,并向肩外轻轻推捋以分离痛点,每天3~6次,疼痛可缓解。

④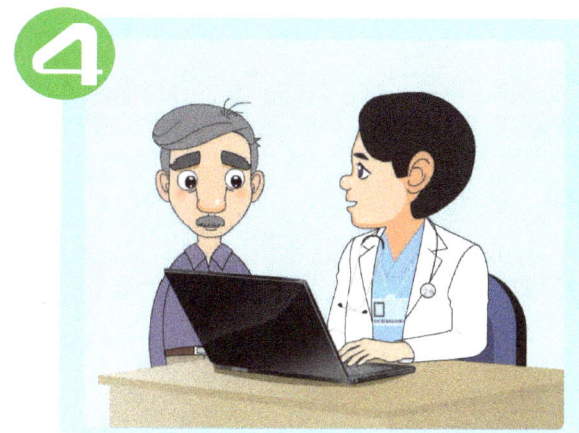

若有反复落枕或者经上述处理落枕没有缓解甚至加重，则需要前往医院就诊查明病因。

小贴士

落枕是指由于颈部肌肉紧张或受损，而引起的项背部明显酸痛，颈部活动受限。一般和读书写作姿势不当、睡觉枕头高矮不合适以及受风着凉有关。

所以：

1. 爷爷奶奶平时应该避免长期伏案读书写作，每天哪怕几分钟也应抽出时间放松一下，做些颈部运动，缓解疲劳。

2. 睡觉的枕头以6~10厘米的高度较为合适。

3. 睡觉的时候注意肩颈部保暖，防止受凉。尤其是夏天天热的时候，不能让电风扇对着自己的肩部、颈部直吹。

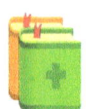 **多知道点**

引起落枕的原因有哪些

1. 睡眠或读书写作伏案时，头颈姿势不当。
2. 枕头垫得过高、软硬不当或高低不平。
3. 肩颈部外伤。
4. 肩颈部受风着凉。
5. 如由颈椎病引起，可反复"落枕"。

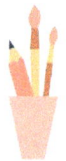 **小练一下**

判断题

落枕后脖子不能动，可以试试硬掰回来。
A．对的　　　　　B．不对

正确答案：B．不对。落枕说明颈部肌肉痉挛或有劳损，应当通过休息、冷敷、热敷、按摩等方法恢复，硬掰可能加重损伤。

第十九节
万一被刺、玻璃、铁钉刺伤怎么办？

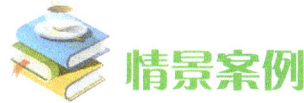 **情景案例**

一天，娄阿姨不小心摔碎了一个热水瓶，在收拾热水瓶残渣的时候，一下子被碎玻璃刺伤了手指，血流不止。她吓了一跳，这时候该怎么办？

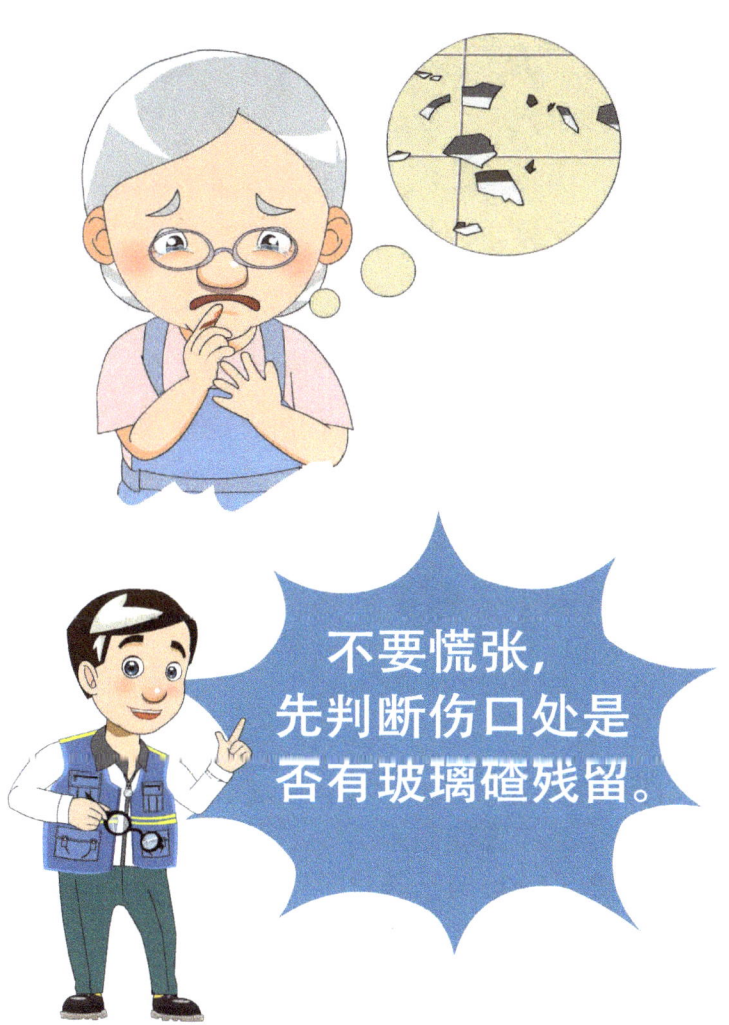

不要慌张，先判断伤口处是否有玻璃碴残留。

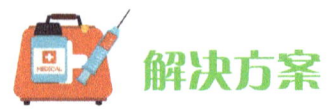 **解决方案**

若是轻微刺伤,娄阿姨可采取以下步骤处理

①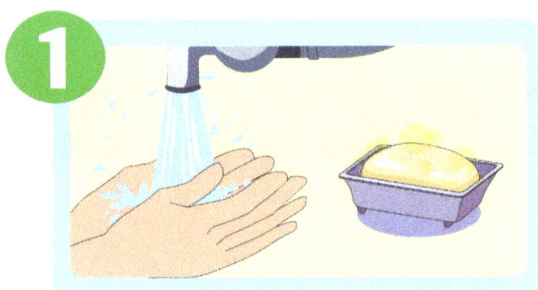
洗手:用肥皂或抗菌洗手液,防止手接触到伤口时感染伤口。

②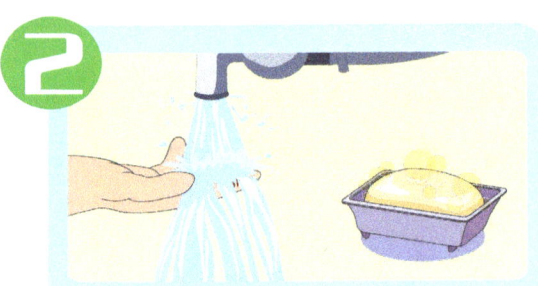
冲洗伤口5分钟,然后用温和的肥皂清洗伤口。

③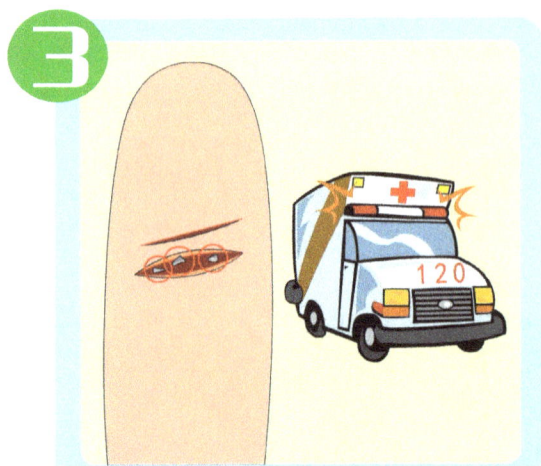
仔细观察(但不要进入伤口内探查)伤口处是否有玻璃碴残留,若有,不要自行取出,应去急救中心请求帮助。

④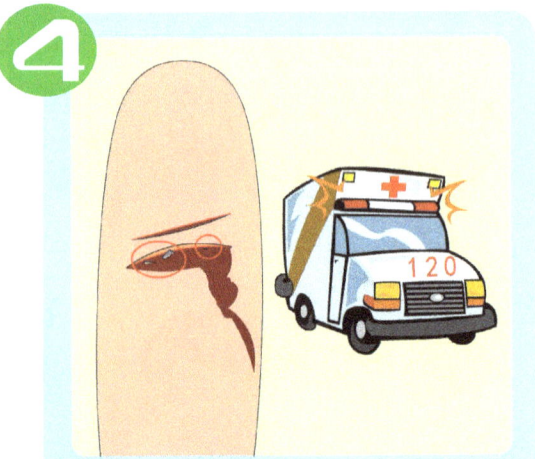
若看不清伤口内有什么,但检查发现可能有玻璃渣残留在伤口中,也应求医。

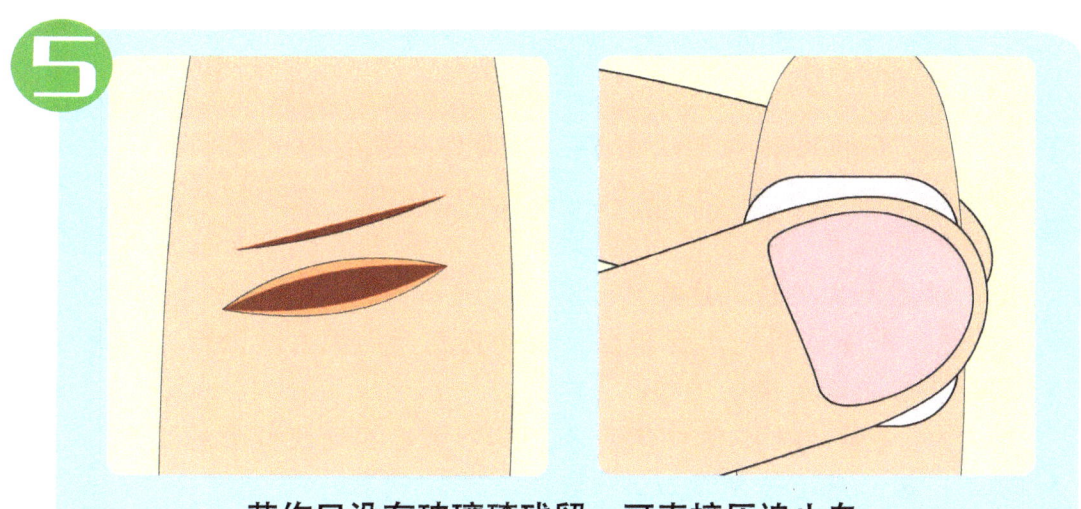

若伤口没有玻璃碴残留，可直接压迫止血。

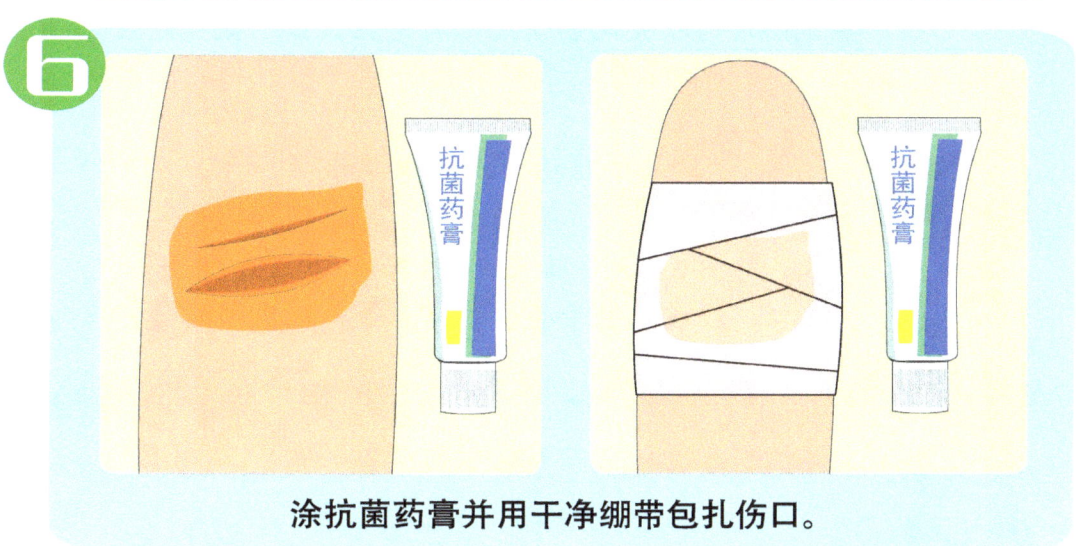

涂抗菌药膏并用干净绷带包扎伤口。

如果出现以下情况，应拨打120急救电话：

1. 出血严重或血流不止（如经过10分钟按压后仍然出血）。
2. 无法感知损伤区域，或者损伤部位原有的功能丧失。
3. 人整体受伤严重。

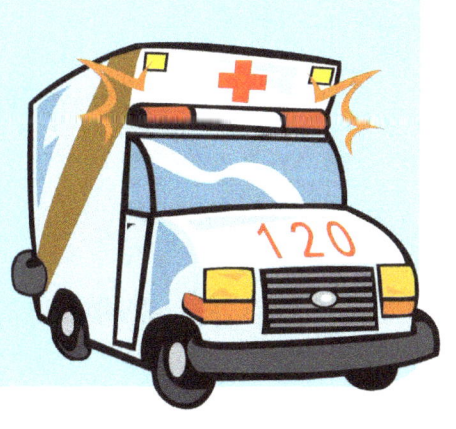

小贴士

1. 爷爷奶奶们要注意了，以后您如果打碎玻璃制品，最好用扫把将玻璃残渣扫干净，以免用手清理导致手指被刺伤。另须特别注意，一定要在伤后12个小时内去医院注射破伤风疫苗，以免发生破伤风感染。

2. 爷爷们用完工具箱后，也要将里面的铁钉收拾好，以免铁钉散落在地上误伤了您。

3. 不要以为小伤口就干净，因为您看不到伤口中的灰尘或碎片，因此总要清洗伤口。

4. 不要对着开放的伤口吹气。

5. 不要试图清洁较大的创伤，尤其是在出血已被控制后。

6. 不要自己取卡在伤口中的异物，应求助医生。

7. 不要在伤口内探查或推拉碎片，应求助医生。

8. 不要将已经暴露在外的组织塞回伤口，应该盖上干净的纱布，等待医生的治疗。

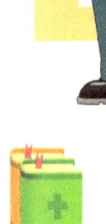

多知道点

哪些刺伤/割伤应该立即就医

1. 小而深的被泥土、铁锈污染的伤口。
2. 伤口深度超过0.6厘米、伤在脸上或伤至骨头，可能需要手术缝合。
3. 被人或动物咬伤。
4. 由渔钩或生锈物体所致。

5．踩到钉子或其他类似物体。

6．若异物卡在伤口中，不要自行取出。

7．伤口感染，如伤口附近出现红肿热痛或搏动感、发热、肿胀或流脓。

8．10年内没有注射过破伤风疫苗。

小练一下

选择题

若自己被异物刺伤了，首先应该怎么办？
A．伤口不大直接包扎一下就好
B．洗手后冲洗伤口，观察是否有异物卡在伤口中
C．有异物卡在伤口中可以试试自己取出来
D．只要不是被生锈的东西刺伤就不用打破伤风

正确答案：B．洗手后冲洗伤口，观察是否有异物卡在伤口中。刺伤后需要冲洗以防看不见的灰尘或碎片残留。并非只有铁锈，泥土等污染物中也可能含有破伤风杆菌，若被刺伤物沾染也容易引起破伤风。

判断题

可以对着刺伤或割伤的伤口吹气以减轻疼痛感。
A．对的　　　　　　　　B．不对

正确答案：B．不对。这反而容易将口中的细菌传到伤口处，更易使其感染。

图书在版编目(CIP)数据

老年人的"万一". 健康篇. 2 / 上海市老年教育普及教材编写委员会编. —上海：上海教育出版社，2015.7
ISBN 978-7-5444-6464-2

Ⅰ.①老… Ⅱ.①上… Ⅲ.①老年人—生活—通俗读物②老年人—保健—通俗读物 Ⅳ.①Z228.3

中国版本图书馆CIP数据核字(2015)第159067号

老年人的"万一"
——健康篇(二)
上海市老年教育普及教材编写委员会　编

出　　版	上海世纪出版股份有限公司
	上海教育出版社
发　　行	中国图书进出口上海公司

版　　次　2015年9月第1版

书　　号　ISBN 978-7-5444-6464-2/G·5314

www.ingramcontent.com/pod-product-compliance
Lightning Source LLC
LaVergne TN
LVHW081354060426
835510LV00013B/1818